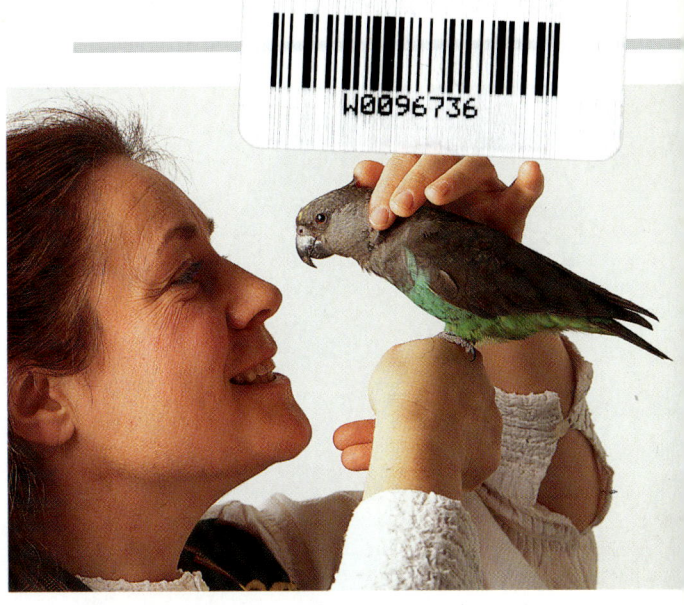

Rosina
Sonnenschmidt
Marion
Wagner

Kraulschule für zahme Vögel

Akupressur und andere Heilmethoden

70 Farbfotos
12 Zeichnungen
30 Tabellen

Ulmer

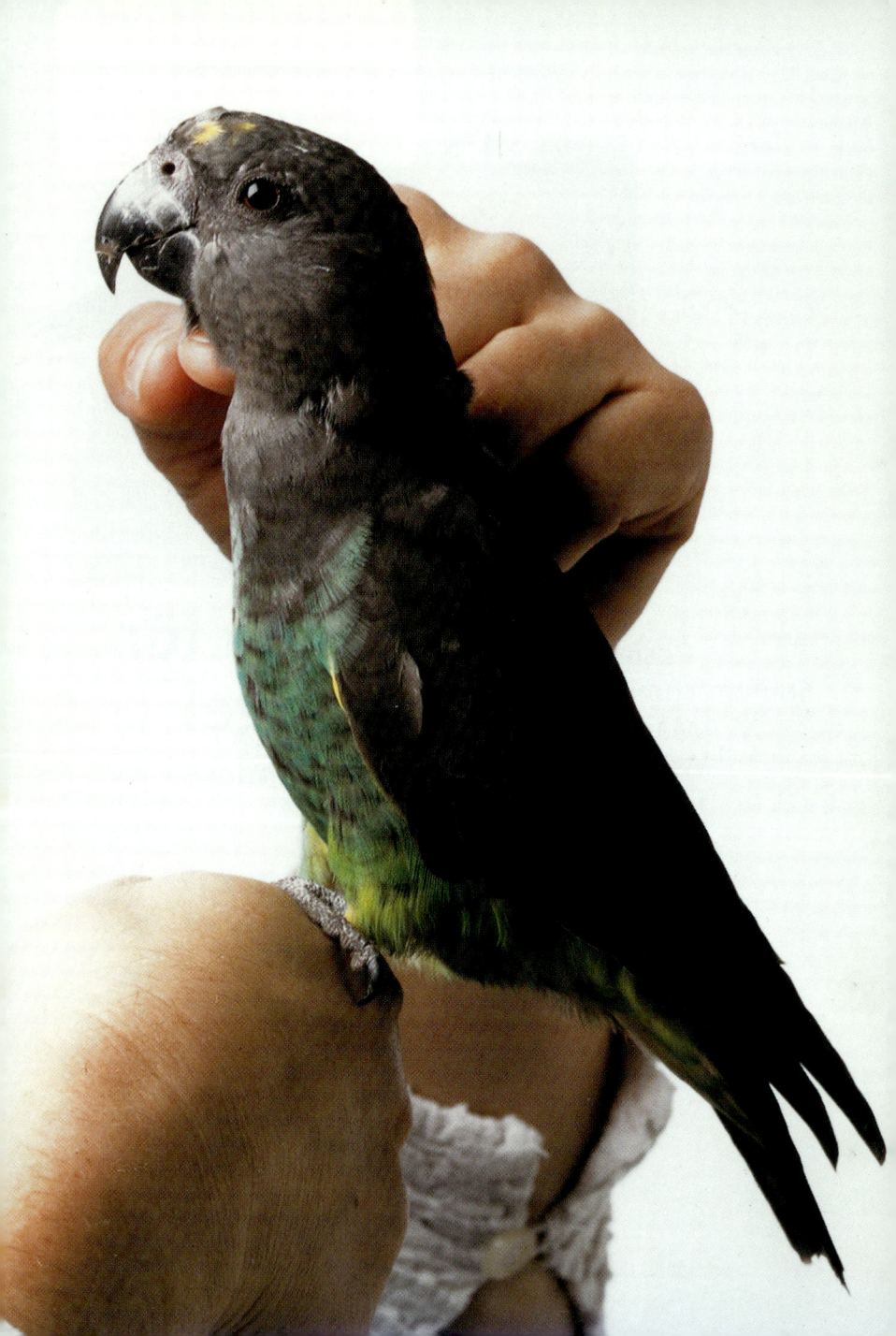

Inhaltsverzeichnis

Vorwort 5

Welcher Vogel paßt zu mir? 6
Überlegungen vor dem Kauf 6
Charakterbeschreibung der häufigsten Ziervögel 7
Die Vogel-Mensch-Beziehung 7

Vogel-Grundwissen 16
Kauf eines Vogels 17
Einzelvogel oder Gruppe? 21

Gestaltung von Käfig, Voliere und Vogelzimmer 22
Vögel brauchen Luft und Licht 22
Farben fördern das Wohlbefinden 22
Die »blaue Viertelstunde« für den zahmen Vogel 26

Richtige Ernährung 29
Futterempfehlungen für Papageienvögel 32
Was Vögel nicht fressen sollten 33

Ist Ihr Vogel gesund? 35
Die wichtigsten Vogel-Typen (Konstitutionstypen) 36
Gesundheitsvorsorge 39

Kraulschule 40
Die sechs goldenen Regeln des Kraulens 42
Erste Lektion: Die Hand als Energiespender 42
Zweite Lektion: Das Kraulen am Kopf 44
Dritte Lektion: Das Kraulen am Fuß 48
Vierte Lektion: Das Kraulen am Fußgelenk 50

Fünfte Lektion: Das Kraulen am Knie 54
Sechste Lektion: Die Körperzonen 56

Farbtherapie 59
Wie wird bestrahlt? 60

Heilkräuter 62
Wo gibt es Heilkräuter? 62
Wie werden Heilkräuter angewendet? 63
Die wichtigsten Heilkräuter für Vögel 64
Frühjahrskur mit Heilpflanzen 75
Bewährte Teemischungen in der Vogelheilkunde 75

Homöopathie 78
Frühjahrskur 79
Kur zur Stärkung des Immunsystems 79
Kur zur Stärkung der Fruchtbarkeit 79

Krankheitsbilder und ihre Behandlung 82
Erkrankungen der Atemwege 82
Erkrankungen der Augen 84
Krankheiten von Haut und Federn 87
Erkrankungen des Verdauungssystems 93
Erkrankungen der Harn- und Geschlechtsorgane 97
Stoffwechselstörungen 100
Erkrankungen der innersekretorischen Drüsen 102
Krankheiten des Bewegungsapparates 103

Inhaltsverzeichnis

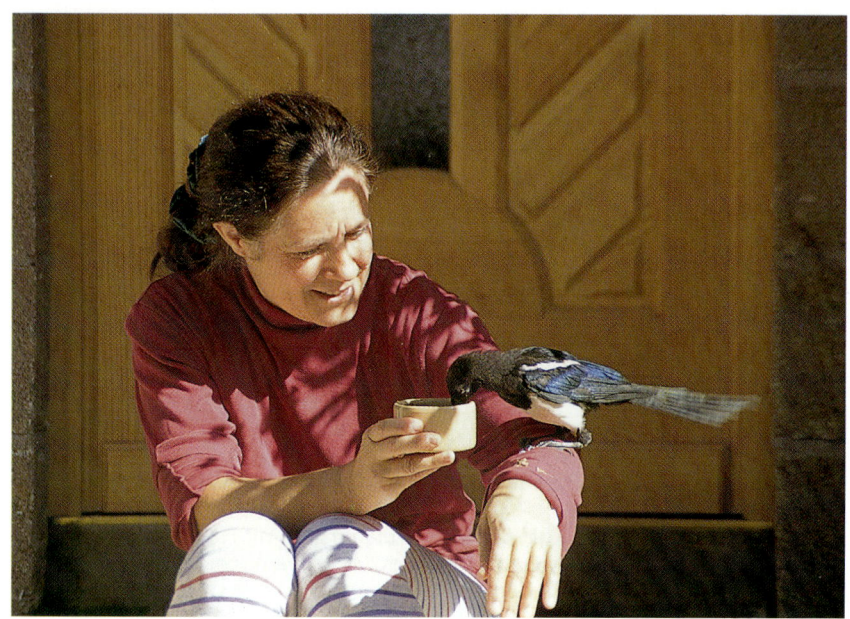

Psychische Erkrankungen   105

Erste-Hilfe-Maßnahmen   119
Vergiftungen   119
Verbrennungen   120
Erfrierungen   120
Literaturverzeichnis   122
Bildquellen   122
Bezugsquellen und wichtige
   Adressen   123
Register   124

Das Vertrauen eines wilden Vogels zu gewinnen, ist ein großes Geschenk. Diese Elster blieb zahm, bis sie wieder gesund war, dann flog sie fort.

Vorwort

Gewidmet in Dankbarkeit für den vorbildlichen Umgang mit Tieren Dr. Cheryl Schwartz (Kalifornien) und Dr. Andreas Rösti (Schweiz)

Die Haltung eines zahmen, sprechenden oder singenden Vogels bereitet zweifellos viel Freude. Damit diese Freude lange währt, erfahren Sie in diesem Büchlein eine Menge Wissenswertes über die Haltung, Pflege und Heilung zahmer Vögel.

Das Wichtigste ist dabei, den Vogel ganzheitlich zu betrachten und ihn als individuelle Persönlichkeit zu respektieren. Bei Hunden und Katzen spricht man längst von einem »reichen Seelenleben« und achtet auf das Gleichgewicht zwischen Körper und Psyche. Das gleiche gilt auch für den Vogel, denn er ist – wie überhaupt jedes Lebewesen – beseelt in dem Sinne, daß er ein Bewußtsein und körperliche, geistige sowie emotionale Bedürfnisse hat. Zweifellos unterscheiden sich Bewußtsein und Bedürfnisse des Vogels von denen des Menschen, aber dieser Unterschied darf nicht dazu führen, daß der Vogel als seelenloses Objekt betrachtet wird. Gerade in Gefangenschaft ist ein Vogel besonders darauf angewiesen, daß wir seine inneren und äußeren Bedürfnisse verstehen und erfüllen.

In den Tips zur Gesundheitsvorsorge und bei den Anweisungen zur Heilung kranker Vögel folgen wir dem ganzheitlichen Prinzip: natürliche Methoden mit Farben, Pflanzenheilmitteln und sanfter Akupressur oder Massage bestimmter Zonen sorgen dafür, daß Körper und Psyche des Vogels im Gleichgewicht bleiben oder wieder ins Gleichgewicht gebracht werden, wenn er krank ist.

In diesem Buch stellen wir erstmals den zahmen Vogel in den Mittelpunkt und geben dadurch wertvolle Hilfen für den Züchter wie für den Halter. Unser wichtigstes Anliegen ist natürlich die Gesundheitsvorsorge. Da aber selbst bei bester Haltung auch einmal Krankheiten auftreten können, stellen wir die häufigsten Krankheitsbilder von Vögeln vor und nennen bewährte Behandlungsmethoden – meist eine Kombination von Akupressur-Kraulen, Bach-Blüten, Heilkräuteranwendung, Farbtherapie und Homöopathie. Wenn der Vogel allerdings unbedingt in die Hände eines erfahrenen Therapeuten oder eines Tierarztes gehört, so wird ausdrücklich darauf hingewiesen.

Oberhaslach, im Frühjahr 1997

Rosina Sonnenschmidt
Marion Wagner

Welcher Vogel paßt zu mir?

Es gibt nicht **den** Vogel, sondern viele verschiedene Vogelarten, die sich in Anatomie, Ernährung und Charakter viel mehr voneinander unterscheiden als Hunde oder Katzen untereinander. Natürlich gibt es viele positive Gründe, einen Singvogel, Sittich oder Papagei zu halten – es gibt aber auch Dinge, die nicht als Motiv für die Vogelhaltung dienen sollten.

> Zahme Vögel eignen sich **nicht**
> – zum Amusement
> – als Prestigeobjekt
> – als Spielzeug für Kinder und Erwachsene

Beim Kauf eines Vogels sollte man zuvor bedenken, daß ein Vogel viel Pflege und Ansprache braucht, und man sollte sich sicher sein, daß man die dafür erforderliche Zeit aufbringen kann und will. Wichtig ist auch die Überlegung, was in der Urlaubszeit mit dem Vogel geschehen soll: Wer betreut ihn? Wo kann er in Pflege gegeben werden? Bei einigen Vogelarten – z. B. Papageien – muß einkalkuliert werden, daß sie ein hohes Alter erreichen!

Man sollte niemals einen Vogel aus Mitleid kaufen, denn solche Beweggründe sind von kurzer Dauer. Sobald man merkt, daß der Vogel eine individuelle Persönlichkeit mit eigenem Willen ist, weichen die ursprünglich emotionalen oder sentimentalen Entscheidungen den täglichen Pflichten, die je nach Vogelart sehr umfangreich ausfallen können. Die »unbequemen«

Vögel wandern dann von Besitzer zu Besitzer, werden krank an Leib und Seele und sterben schließlich nach einem freudlosen Dasein. Hier gilt es vorzubeugen und gleich zu Beginn Herz **und** Verstand walten zu lassen.

Wenn Sie einen Vogel halten möchten, beantworten Sie sich deshalb zunächst bitte folgende Fragen:

Überlegungen vor dem Kauf

– Will ich einen zahmen Vogel? Wird der Vogel meiner Wahl zahm?
– Wieviel Platz für Voliere und Käfig benötigt der Vogel?
– Neigt diese Vogelart dazu, sich nur auf eine Person zu fixieren, oder toleriert sie mehrere Bezugspersonen? Diese Frage ist wichtig, wenn Sie ohne Vogel Urlaub machen wollen!
– Ist der Vogel ein Nahrungsspezialist und bin ich bereit, das zu beachten?
– Setzt der Vogel oft und viel Kot ab? Das bedeutet einen hohen Zeitaufwand für Reinigungsarbeiten!
– Wie alt wird der Vogel meiner Wahl: 3–5 Jahre, über 10, über 20 Jahre?
– Neigt dieser Vogel zum Federrupfen?
– Neigt diese Vogelart zu bestimmten Krankheiten?

Die Vogel-Mensch-Beziehung

- Hat dieser Vogel ein Talent zur Sprachimitation?
- Hat dieser Vogel Gesangsqualitäten?
- Bevorzuge ich einen farbenprächtigen Vogel?
- Ist der Vogel eine Gefahr für Allergiker in der Familie?
- Ist der Vogel teuer in der Anschaffung und Haltung?
- Wieviel Zeit muß ich für diesen Vogel aufwenden? Wieviel Zuwendung benötigt er?

Wenn Sie sich ausreichend mit den verschiedenen Vogelarten befassen, die für die Haltung im Haus geeignet sind, und sich Rechenschaft darüber ablegen, warum Sie diesen und keinen anderen Vogel wählen, dann vermeiden Sie im Vorfeld sehr viele Probleme und haben verantwortungsvoll gehandelt.

Charakterbeschreibung der häufigsten Ziervögel

Wir stellen im folgenden eine Liste jener Vögel vor, die gerne als zahme Hausgenossen gehalten werden und von denen man sagen kann, welche Stärken und Schwächen sie in der Haltung, im Charakter und in ihrer Beziehung zum Menschen haben. Einige herausragende Charakteristika werden mit Punktzahlen zwischen 5 (für niedrigste Ansprüche in der Haltung) und 10 (für höchste Ansprüche in der Haltung) versehen, so daß Sie Vergleichsmöglichkeiten haben. Die Zahlen stehen in Klammern hinter den besonderen Fähigkeiten und Charaktereigenschaften der jeweiligen Vogelart.

Diese Liste verdeutlicht, daß intelligente Vögel in Gefangenschaft auch besonders anfällig für Krankheiten sind und sehr viel Zuwendung brauchen. Das heißt natürlich nicht, daß jeder Kakadu, Ara oder Graupapagei krank wird. Dennoch haben weltweite Erfahrungen mit der oben genannten Auswahl von privat gehaltenen zahmen Vögeln gezeigt, daß es wichtig ist, ihre ungefähren Stärken und Schwächen zu kennen, ehe man sich auf eine langjährige Beziehung mit einem Vogel einläßt. Mit der kleinen Übersicht über die häufigsten Heimvögel gewinnen Sie auch Anhaltspunkte dafür, wieviel Zeit Sie für den Vogel Ihrer Wahl aufbringen sollten, damit er nicht vereinsamt und verkümmert.

Die Vogel-Mensch-Beziehung

Eine Vogelpersönlichkeit wirklich in ihrem Wesen und in ihren Bedürfnissen zu verstehen, ist keine leichte Aufgabe, denn sie fordert uns Menschen immer wieder heraus, Grenzen zu überschreiten. Eine dieser Grenzen besteht darin, das Luftwesen Vogel nicht wie ein erdgebundenes Wesen zu betrachten, sondern die Welt aus seiner Sicht zu verstehen. Das bedeutet nicht nur, daß Sie Ihrem Vogel genügend Flugmöglichkeiten bieten müssen, sondern auch, daß Sie viel Zeit aufbringen und für Abwechslung in seinem Vogelleben sorgen sollten.

Besonders Papageien sind häufig launenhaft, und oft ist diese »Launenhaftigkeit« verbunden mit Wetterfühligkeit, Luftdruck und Sonnenstand. Es ist völlig normal, wenn ein Vogel im

Welcher Vogel paßt zu mir?

Charaktereigenschaften der häufigsten Ziervögel

Vogelart	Fähigkeiten, Charaktereigenschaften	Schwächen, Neigung zu Krankheiten
Graupapageien Timneh-Graupapagei (Afrika)	– exzellente Sprecher – sehr intelligent – brauchen viel Zuwendung (10) – Angebot von Abwechslung (8) – Fixierung auf eine Person (8) – erlauben körperliche Berührung (9) – besonders schreckhaft, wenn nicht von Hand aufgezogen – können zum notorischen Schreier werden!	– Federrupfen, Pilzbefall – Viruserkrankungen, Nierenschwäche, Milzschwäche – Aspergillose – Drüsenmagenentzündung
Meyers Papagei (Afrika)	– sehr zugänglich bei Handaufzucht (10) – Lautimitation (6) – Bezug zu mehreren Personen (10) – brauchen viel Zuwendung (8) – erlauben körperliche Berührung (9) – Haltungsaufwand (5) – Spielfreude (8) – keine laute Stimme	– stabile Gesundheit, wenn genügend Flugmöglichkeit geboten wird – Dünndarm- und Magenschwäche
Amazonen (Südamerika) Blaustirnamazone, Doppelgelbkopfamazone, Gelbstirnamazone	– guter Sprecher (9) – extrovertierter Charakter (8) – aggressiv in der Brutzeit (9) – Fixierung auf eine Person (6) – erlaubt körperliche Berührung (8) – Zuwendung (9)	– Legenot – Leberschwäche, Dünndarmschwäche – Kälteempfindlichkeit, Viruserkrankungen – Aspergillose, Papillomatose, Ekzeme, Sinusitis, Rhinitis

Die Vogel-Mensch-Beziehung

Charaktereigenschaften der häufigsten Ziervögel (Fortsetzung)

Vogelart	Fähigkeiten, Charaktereigenschaften	Schwächen, Neigung zu Krankheiten
Schwarzohr-Papageien (Südamerika)	– ruhige Vögel, keine laute Stimme – in der Jugend eher introvertierter, sanfter Charakter – erlauben körperliche Berührung (8) – Haltungsaufwand (3) – Zuwendung (8) – werden schnell zahm als Jungvogel (8) – freundlich, zugänglich (9) – spielfreudig, gelehrig (8)	– Stoffwechsel- und Dünndarmschwäche, ansonsten stabil
Wellensittiche (Australien)	– Imitationstalent (8) – werden schnell zahm (10) – freundlich, zugänglich (7) – spielfreudig (9) – erlauben körperliche Berührung (7) – mehrere Bezugspersonen möglich – Haltungsaufwand gering	– Wildform ist sehr robust – Mutationen sehr anfällig für: Leber-, Nieren-, Schilddrüsenschwäche, Gicht, Schnabel- und Krallendeformation, schlechte Mauser, Hautkrankheiten, Legenot, Impotenz
Nymphensittiche (Australien)	– exzellente Partner (10) – schnell zahm und zugänglich (10) – ruhig und freundlich (8) – begabt für Gesang (8) – Sprechbegabung (5) – brauchen viel Zuwendung (7) – mehrere Bezugspersonen möglich – Haltungsaufwand gering	– Wildform ist widerstandsfähig – Mutationen sind anfällig für: Wurmbefall, Pilzbefall, Diabetes mellitus, Legenot, Atemprobleme, Leberschwäche, Leberverfettung, Pankreasschwäche, Konjunktivitis

Welcher Vogel paßt zu mir?

Charaktereigenschaften der häufigsten Ziervögel (Fortsetzung)

Vogelart	Fähigkeiten, Charaktereigenschaften	Schwächen, Neigung zu Krankheiten
Kakadus (Australien, Neuguinea, Südpazifik) Gelbhaubenkakadu, Orangenhaubenkakadu, Gelbwangenkakadu, Weißhaubenkakadu, Molukken-Kakadu	– brauchen Zuwendung (10) – Fixierung auf eine Bezugsperson (10) – erlauben Körperkontakt (10) – brauchen Lebensraum je nach Größe (8–10) – Neigung zu Lärm (10) – dulden keine Vernachlässigung – handaufgezogen sehr freundlich (9) – intelligent, gut für Heimhaltung geeignet (8) – Produktion von Federstaub (10) – können laut, destruktiv, agressiv sein – für Einzelhaltung ungeeignet – Lautimitation (6) – Nagebedürfnis kann sehr groß sein	– Federrupfen, Selbstbenagen der Haut, Hautprobleme – Blutparasiten, Bandwurm, Trematoden, Kloakenvorfall – Atemschwäche, Lungenschwäche, Leberschwäche, Milzschwäche – Psychosen
Aras (Mittel- und Südamerika) Gelbbrustara, Dunkelroter Ara, Hellroter Ara,	– extrem intelligent (10) – brauchen viel Zuwendung (10) – brauchen genügend Lebensraum (10) – Neigung zu Lärm (10) – Bezug zu mehreren Personen (8) – Haltungsaufwand hoch (9) – aggressiv in der Brutzeit – Nagebedürfnis kann sehr groß sein – erlauben Körperkontakt (8–9)	– Verhaltensstörungen, Psychosen – Nieren-, Leber-, Milzschwäche, Drüsenmagenentzündung – Pilzbefall im Atemtrakt, Herpesvirus, Federrupfen, Virusinfektionen

Die Vogel-Mensch-Beziehung

Charaktereigenschaften der häufigsten Ziervögel (Fortsetzung)

Vogelart	Fähigkeiten, Charaktereigenschaften	Schwächen, Neigung zu Krankheiten
Edelpapageien (Australien, Südpazifik) Halmahera-Edelpapagei, Neuguinea-Edelpapagei, Salomon-Edelpapagei,	– Spielfreude (4) – Hahn (grün) zugänglicher als Henne (rot) – für Einzelhaltung ungeeignet – Haltungsaufwand ziemlich hoch (7) – kann sehr laut sein – erlaubt Körperkontakt (8)	– Aggression vor allem bei der Henne – Federrupfen, Virusinfektionen
Agaporniden (Afrika)	– Handaufzuchten werden zahm – Naturbruten schwer zu zähmen – freundlich, zugänglich (7) – Aggression (9) – Spielfreude (7) – Haltungsaufwand hoch (5) – erlauben Körperkontakt (6) – kann laut sein	– Kannibalismus – Virusinfektionen, Pocken – Hitzschlag, Streß-Dermatitis – Psychosen – Selbstbenagen, Legenot
Beos (Südasien)	– Sprechbegabung (8) – freundlich, zugänglich (8) – Haltungsaufwand hoch (10) – Körperkontakt meist unerwünscht	– Leberschwäche, Leberzirrhose, Hepatitis – Herzschwäche, Darmschwäche, Augenprobleme
Kanarienvögel (Kanarische Inseln)	– Hähne sind gute Sänger – Haltungsaufwand sehr gering – mögen keinen Körperkontakt – freundlich, zugänglich (8)	– Wildform ist widerstandsfähig – Mutationen sind anfällig für: Kanarienpocken, Federzysten, Atemwegs- und Lungenprobleme, Luftsackprobleme, Leber-, Nieren-, Milzschwäche, Impotenz, Legenot

Welcher Vogel paßt zu mir?

Charaktereigenschaften der häufigsten Ziervögel (Fortsetzung)

Vogelart	Fähigkeiten, Charaktereigenschaften	Schwächen, Neigung zu Krankheiten
Prachtfinken (Afrika)	– unbedingt im Schwarm halten! – mögen keinen Körperkontakt – Haltungsaufwand recht hoch (7) – erfreuen vor allem das Auge	

Bevor man sich für einen Vogel entscheidet, ist es wichtig, seine Stärken und Schwächen zu kennen, auch seine Pflegebedürfnisse. Wieviel Zeit braucht man für einen intelligenten Papagei? Wie laut ist er, zu welchen Verhaltensweisen neigt er?

Wenn die grundlegenden Bedürfnisse wie Freiflug, Kletter- und Nagemöglichkeiten und viel Licht in Gefangenschaft eingeschränkt werden, kommt es zu chronischen Störungen des Immunsystems und der Psyche.

Für den Anfänger in der Privathaltung ist es nicht ratsam, Kakadus, Graupapageien oder Aras zu halten, weil diese höchst intelligenten Vögel sehr streßanfällig sind, zur Fixierung auf eine einzige Bezugsperson neigen und nicht dulden, wenn sich die Familie zum Beispiel durch Kinder erweitert.

Winter ruhiger, weniger sangesfreudig oder weniger gesprächig ist als im Sommer. Es besteht auch kein Grund zur Sorge, wenn Ihr Vogel im Sommer weniger Lust hat, bei Ihnen auf der Schulter zu sitzen, als im Winter.

Vögel reagieren außerordentlich empfindlich auf Demütigungen, denn sie sind von Natur aus sehr selbstbewußt. Wenn ihnen etwas nicht paßt, fliegen sie einfach weg. Meist lernen die Vögel aber rasch ihre Grenzen kennen, wenn sie in menschlicher Obhut leben. Und nun ist jeder einzelne Vogelhalter gefordert, auch in diesem begrenzten Raum dem Vogel eine Chance zu geben, sich zu entziehen und Abstand zu nehmen. Wenn Sie keinen Abstand wahren zu Ihrem Vogel, legen Sie den Keim zu vielen Problemen. Unsere Praxis ist voll von zahmen Vögeln, die überfordert sind durch die ständige Nähe zu ihrem menschlichen Partner, die geradezu »krankgeliebt« werden. Auch wenn es Ihnen manchmal schwerfällt, Ihren Liebling einmal nicht zu beachten, so bedeutet doch diese kleine räumliche und zeitliche Spanne oft eine Erholungsphase für den Vogel. Bald wird der Vogel von ganz alleine Ihre Nähe suchen, wenn er Lust dazu hat. Es reicht, daß ein Vogel in unserer Obhut in seiner Nahrung von uns abhängig ist – man sollte ihn nicht auch noch psychisch abhängig machen!

Viele Vogelhalter bestätigen, daß so mancher Wellensittich, Kakadu oder

Die Vogel-Mensch-Beziehung

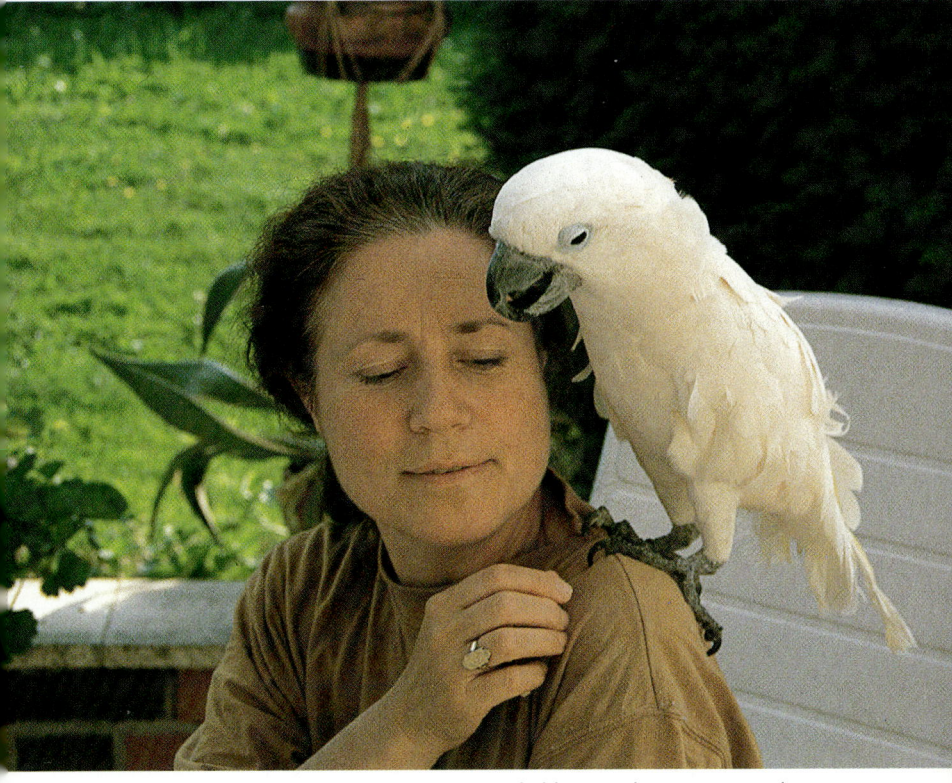

Molukken-Kakadus sind sehr eigenwillige Persönlichkeiten, die einerseits zahm werden, andererseits aber immer wieder genügend Abstand zum Menschen brauchen.

Papagei der heimliche Chef des Hauses ist, weil er klar mitteilt, was er wann und wie will. Es ist eine Gratwanderung, immer wieder zu entscheiden: Was erlaube ich meinem Vogel? Was verbiete ich ihm? Und was sind seine natürlichen Bedürfnisse? In keinem Falle sollte man den Stolz und das Selbstbewußtsein eines Vogels verletzen; andererseits ist gerade bei einem großen, gelehrigen Vogel ein klares Erziehungsprogramm nötig, damit er seine Grenzen kennenlernt. Das vermittelt dem Vogel und dem Vogelhalter die Sicherheit, die für ein angenehmes Zusammenleben von Mensch und Tier so wichtig ist.

Beim Vogel, dessen Lebensraum die Luft ist, übertreffen insbesondere die **Sinneswahrnehmungen** das, was wir von anderen Heimtieren gewöhnt sind, oft bei weitem. Die Luft ist das Element, das Schwingungen optimal überträgt. Ein zahmer Vogel nimmt nicht nur Farben und Klänge intensiv auf, sondern auch die menschliche

Welcher Vogel paßt zu mir?

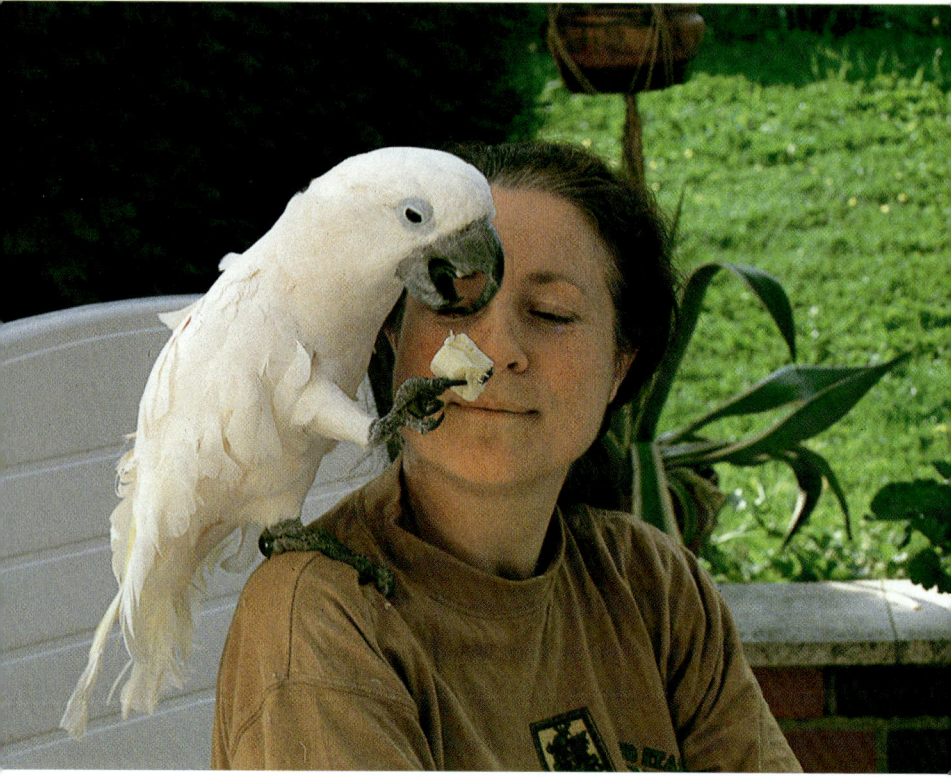

Mike, der Molukken-Kakadu, war zunächst sehr schüchtern, weil er nicht fliegen konnte. Aber er gewann allmählich sein Selbstvertrauen zurück.

Ausstrahlung. Er versteht zwar nicht Ihre Worte, weiß aber sehr genau, ob Sie Streß, Wut, Traurigkeit, Heiterkeit oder Ausgeglichenheit vermitteln.

Der Volksmund sagt treffend: Wie der Herr, so's Gscherr. Darin liegt viel Wahrheit, im positiven wie im negativen Sinne. Eines läßt sich aufgrund unserer Erfahrung mit Sicherheit sagen: wer einen zahmen Vogel oder auch andere Tiere hält, sollte sich um eine positive Lebenseinstellung, um positives Denken bemühen, weil dadurch das Immunsystem gestärkt wird – beim Vogel und beim Menschen. Eine positive, lebensbejahende Lebenseinstellung ist in der Vogelhaltung eigentlich fast wichtiger als lange Diskussionen über richtiges Futter und angemessene Käfiggrößen, weil man durch eine solche innere Haltung positive Schwingungen aussendet, die sich auch auf das Wohlbefinden des Vogels positiv auswirken und zur Stärkung seines Immunsystems beitragen.

Die Vogel-Mensch-Beziehung

So wie wir uns an einem sprechbegabten Graupapagei, Beo oder Wellensittich erfreuen, so sehr sollte es aber auch unser Anliegen sein, seine Sprache zu verstehen. Beim Vogel ist das eine **ganzheitliche Sprache** aus Lauten, Körpergestik und Gefiederzustand. Je näher man sich mit einem Vogel anfreundet, um so deutlicher erkennt man, daß er eine individuelle, eigenwillige Persönlichkeit mit einem reichen Seelenleben ist. Keine zwei Wellensittiche oder Papageien sind in ihrem Charakter gleich.

Viele **Streßfaktoren** in der Vogelhaltung entstehen hauptsächlich durch die mangelhafte Kommunikation zwischen Mensch und Vogel: wir verstehen nicht, was der Vogel will, und der Vogel versteht unser Tun nicht. In der freien Natur erlebt der Vogel auch Streß, wenn er z. B. in Gefahr gerät oder sein Revier verteidigen muß. Aber er kann in seiner natürlichen Umgebung den Streß durch Bewegung und Flucht abbauen. Der Vogel ist außerordentlich bewegungsfreudig und hat in der Luft enorm viel Raum zur Verfügung, um auszuweichen und jede Form von Streß auszugleichen. In unsere Obhut kann der Vogel selbst in der größten Voliere nicht wirklich ausweichen. Deshalb müssen die Haltungsbedingungen materieller Art wie Ernährung, Behausung, Beschäftigungsmöglichkeit durch ein harmonisches Umfeld, sozusagen einen Kontakt zwischen Vogel und Mensch ohne Worte, aber mit viel Intuition, ergänzt werden.

Das führt zu einem weiteren Gesichtspunkt: Der Vogel ist ein echtes Gewohnheitstier! Er erwartet viel Zuwendung, wenn er mit einem Menschen zusammenlebt. Das bedeutet, daß der Vogelhalter Zeit für ihn haben und bestimmte Dinge immer zu derselben Zeit tun sollte, weil der Vogel die größte Sicherheit spürt, wenn Handlungen ritualisiert werden. Der Vogel ist von Natur aus ein Schwarmtier und somit an den sozialen Kontakt gewöhnt. Wer einen Einzelvogel hält, muß so viel Zeit wie irgend möglich für ihn aufbringen, damit er nicht unter Einsamkeit und Langeweile leidet.

Unter den Sittichen und Papageien, aber auch unter vielen Frucht- und Weichfressern ist die eigene und gegenseitige Gefiederpflege ein Ausdruck von Zufriedenheit, Partnerschaft und Sympathie. Ein zahmer Vogel erwartet von Ihnen als menschlichem Ersatzpartner, daß Sie ihn an bestimmten Körperstellen kraulen. Dadurch wächst das gegenseitige Vertrauen, und – was beinahe noch wichtiger ist für den Vogelhalter – der Vogel verliert seine Angst vor der Hand, die nach ihm greift!

Im Kapitel Kraulschule (Seite 40) erfahren Sie Genaueres darüber, was das Kraulen oder Massieren bestimmter Punkte und Zonen beim Vogel bewirken kann – auch in Hinsicht auf seine Gesunderhaltung.

Vogel-Grundwissen

Wer einen zahmen Vogel hält – zum Beispiel einen Wellensittich, einen Beo, einen Amazonaspapagei oder einen Graupapagei –, der hat nicht nur einen bunten, singenden, zwitschernden, sprechenden, drolligen Hausgenossen, sondern ihm gehört ein Lebewesen, daß in vielen Dingen ganz anders ist als ein Säugetier. Der Vogel ist in seinem Körperbau und in seiner Wahrnehmungsfähigkeit optimal dem Element Luft angepaßt. Sein Körper zeichnet sich durch eine Leichtbauweise aus, die anatomisch durch hohle Röhrenknochen und die Existenz von Luftsäcken gewährleistet ist. Seine Schnelligkeit beruht auf der hohen Körpertemperatur von 42,5 Grad und dem schnellen Stoffwechsel in Leber und Niere.

Schauen wir uns den Unterschied zwischen Vogel und Säugetier noch genauer an: Bei Mensch und Säugetier, die beide an die Erde gebunden sind, wird über die Nahrung und die Atmung Lebensenergie gespeichert und durch körperliche und geistige Bewegung langsam aufgebraucht. Die sogenannten **Speicherorgane**, zu denen Lunge, Milz, Herz, Niere und Leber zählen, stehen hier im Vordergrund.

Beim Vogel, der die Schwerkraft durch das Wunderwerk von Federn und Flugnavigation überwinden kann, spielt dagegen die Speicherung von Energie eine untergeordnete Rolle – der Schwerpunkt liegt auf dem sofortigen Umsetzen von Energie in Bewegung. Deshalb spielen die Organe, die für die Umwandlung und den Transport von verdauter Nahrung zuständig sind, eine größere Rolle. Diese sogenannten **Durchgangsorgane** sind Magen, Dünndarm, Gallenwege, Blase und Dickdarm.

Die Stoffwechselorgane Leber und Niere sind für die schnelle Entgiftung bestens ausgerüstet und arbeiten beim Vogel um ein Vielfaches schneller als bei Mensch und Säugetier. Deshalb muß ein Vogel im Laufe des Tages in kurzen Abständen immer wieder Nahrung aufnehmen und auch entsprechend oft kleine Mengen verdauen. Daraus folgt auch: Es gibt keinen stubenreinen Vogel. Man kann ihm nicht, wie bei Hund oder Katze, einen bestimmten Ort oder eine bestimmte Zeit anerziehen, wo und wann der Darm entleert werden darf. Es gibt zwar Beispiele dafür in der Kakadu- und Ara-Haltung, doch sind sie eher die Ausnahme.

Der Vogelkörper ist also ganz gezielt für das Fliegen ausgerüstet. Die Organfunktionen sind raumsparend gekoppelt und die meisten Muskeln dienen dazu, die Schwerkraft zu überwinden, weshalb die Flugmuskulatur dominiert. Aus dieser Sicht wird klar, daß es einen tiefen Einschnitt im Leben eines Vogels bedeutet, wenn er an den Flügeln beschnitten wird oder wenn er keine Gelegenheit zum Freiflug bekommt.

> Wer einen gefiederten Freund hat, sollte sich immer wieder ins Bewußtsein rufen: Die Möglichkeit zu fliegen, kann durch nichts ersetzt werden!

Kauf eines Vogels

Auch das wollen wir etwas näher betrachten: Die Luft ist ein unbegrenzter Raum, und der Vogel ist in allen Kulturen das Sinnbild für Freiheit. Als Heimtier kann sich der Vogel zwar an einen begrenzten Lebensraum gewöhnen, aber dieser Raum sollte nicht den Eindruck eines Vierecks erwecken, auch wenn das Vogelzimmer oder die Voliere viereckig sind. Vögel reagieren sehr stark auf Farben (siehe auch Seite 59) – und Farben verändern das Gefühl für Raum und Zeit. Sind Voliere und Vogelzimmer farblich gestaltet, so wirkt der Raum lebendig und abwechslungsreich. Selbst das Wohlbefinden der eher lethargischen Amazonas-Papageien, die mehr klettern als fliegen, hängt von einem ausreichenden Flugangebot und von der farbigen, abwechslungsreichen Gestaltung des Lebensraumes ab.

Kauf eines Vogels

Ein Vogel ist kein Objekt, das man nach Lust und Laune kauft oder verkauft. Er ist ein beseeltes, sensibles Wesen mit körperlichen und emotionalen Bedürfnissen, die es zu befriedigen gilt. Kommt ein Vogel zu Ihnen ins Haus, dann lebt er in Gefangenschaft – einerlei, wie groß die Voliere oder das Vogelzimmer ist. Dieses Manko läßt sich jedoch durch die Schaffung eines harmonischen Umfeldes vermindern.

Wenn Sie sich für eine bestimmte Vogelart entschieden haben, sollten Sie als nächsten Schritt sehr sorgfältig prüfen, wo Sie den Vogel erwerben. Es spielt keine Rolle, ob Sie zu einem professionellen Züchter, einem Hobby-Züchter oder in ein Zoofachgeschäft gehen – entscheidend sind folgende Überlegungen:
– Kaufen Sie keinen Wildfang, der aus der Natur entnommen wurde, sondern eine **Nachzucht**. Alle Vögel, die als zahme Hausgenossen begehrt sind, wie zum Beispiel Wellensittiche, kleine und große Amazonen, Graupapageien, Mohrenkopfpapageien, Goldbugpapageien, Kanarienvögel oder Beos gibt es als Nachzuchten. Zur artgerechten Vogelhaltung gehört auch die Einsicht, daß wir Vögel in ihren natürlichen Lebensräumen erhalten und schützen müssen. Die wild gefangenen Vögel haben außerdem nicht nur einen enormen Streß durch den Transport hinter sich, sondern auch etliche Antibiotika-Kuren in Quarantäne, die leider weit entfernt sind von natürlichen Heilweisen und die bei vielen Vögeln den Keim für chronische Krankheiten legen. Aus dieser Sicht ist es besser für die Vögel, für die Natur und für Ihr Gewissen, sich unter den Tausenden von Nachzuchten, die jährlich angeboten werden, einen Vogel auszusuchen. Dann kommen Sie auch nicht in Konflikt mit dem Artenschutz und den Ausnahmebestimmungen der CITES.
– Kaufen Sie möglichst einen **naturfarbenen** Vogel, weil er weniger anfällig für Krankheiten ist als sogenannte Farbmutanten.
– Schauen Sie sich genau an, wie der Vogel Ihrer Wahl gehalten wird. Nehmen wir an, Sie wollen einen Jungvogel erwerben. Wenn Sie zu einem Züchter gehen, achten Sie darauf, daß die Vögel nicht im Keller gehalten werden, daß sie viel Platz haben und in sauberen,

Vogel-Grundwissen

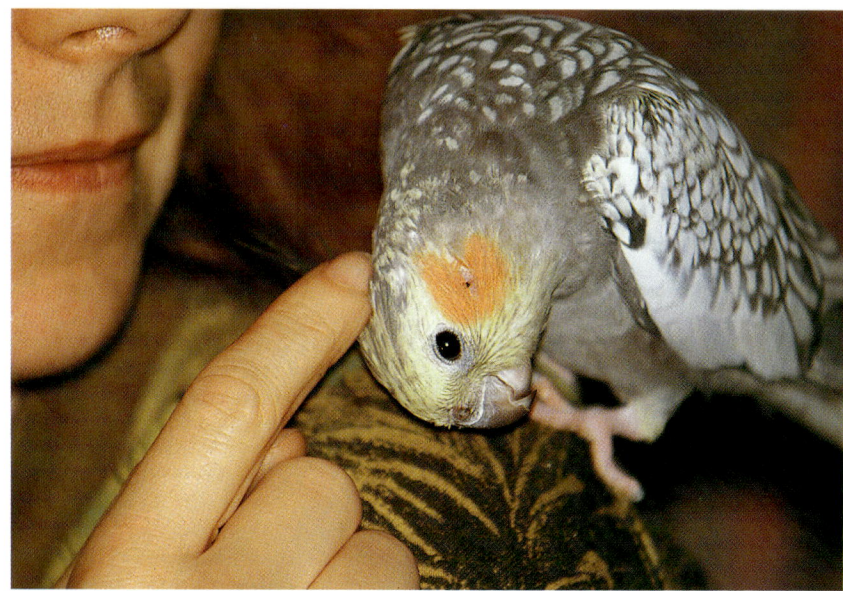

Nymphensittiche sind besonders für den Anfänger in der Vogelhaltung ideal, weil sie verspielt sind und sich gerne kraulen lassen.

freundlichen Verhältnissen groß werden. Damit unterstützen Sie die Züchter, die ihre Vögel mit Liebe und Sorgfalt halten, betreuen und großziehen. Lernen Sie den Züchter näher kennen, seine Einstellung zur Vogelzucht, und erleben Sie mit, wie das Küken Ihrer Wahl aufgezogen wird und wie sich Ihre Beziehung zu diesem Vogel langsam entwickelt. Der Züchter seinerseits wird sich freuen, Sie näher kennenzulernen und zu wissen, in welche Hände sein liebevoll gepflegter Jungvogel kommt.
– Wichtig ist, daß der Züchter nicht in Gegenwart seiner Vögel raucht. Leider ist das eine weit verbreitete Unsitte, die dazu führt, daß Küken aus nikotinverseuchter Umgebung bereits ein geschwächtes Immunsystem mitbringen.
– Achten Sie darauf, ob der Züchter ein ruhiger Mensch ist. Bei gestreßten oder cholerischen Züchtern nehmen die Vögel die Streßatmosphäre wahr, und Sie müssen nachher mit dem gestreßten Vogel auskommen. Es kostet zwar Überwindung, Vögel aus hektischen, unfreundlichen Verhältnissen nicht zu retten, aber Sie sollten Ihre Wahl nicht aus Mitleid treffen – es sei denn, Sie wollen sich therapeutisch mit kranken Vögeln befassen.

Nehmen wir an, Sie wollen einen Vogel im Zoofachgeschäft kaufen: Seien Sie kritisch und prüfen Sie auch hier, woher der Vogel kommt, in welchen Bedingungen er lebt und wie das Per-

Kauf eines Vogels

sonal mit den Vögeln umgeht. Haben die Vögel die Möglichkeit, sich zurückzuziehen, oder müssen sie mitten im Besucherstrom leben? Das Argument, der Vogel sei nur kurze Zeit im Geschäft und könne deshalb mitten im Verkaufstrubel ausharren, bis er gekauft wird, sollten Sie nicht akzeptieren: das läßt sich nicht nachprüfen, und es ist auch keine ethische Haltung einem Lebewesen gegenüber. Wenn Sie das Glück haben, einen aufgeschlossenen Fachverkäufer anzutreffen, so wird er Sie gut beraten und Ihnen gerne zeigen, wie er mit dem Vogel Ihrer Wahl umgeht.

Sie haben sowohl beim Züchter als auch beim Zoofachhändler ein Recht darauf zu erfahren, ob und womit der Vogel bereits behandelt wurde. Hat er Antibiotika bekommen, lassen Sie sich genau erklären, wie das Mittel heißt, wofür es verabreicht wurde und welche Nebenwirkungen es hat. Viele Vögel werden einfach vorsorglich mit viel zu hohen Dosen starker Medikamente behandelt, was zu einer Schädigung des Stoffwechsels führen kann. Die Nach- und Nebenwirkungen von Antibiotika lebt der Vogel bei Ihnen aus!

Wer sich entschließt, einen Vogel zu kaufen, der zahm werden soll, wird sich natürlich am liebsten für einen leicht zähmbaren Jungvogel entscheiden. Das ist einleuchtend, aber dennoch sollten Sie auch hier drei Regeln beachten:

– So wie wir uns als Menschen vom Säugling über den Teenager zum Erwachsenen gewaltig verändern, tut dies auch der Vogel. Aus dem süßen kleinen Papageichen oder Sittich wird eine eigenwillige, erwachsene Vogelpersönlichkeit. Bei Vögeln ist die Jugendzeit im Verhältnis zu ihrem möglichen Alter sehr kurz, was in der Natur viel Sinn macht, da sie so schnell wie möglich selbständig leben müssen. In menschlicher Obhut heißt das, daß der Jungvogel – je nach Vogelart – nach ein, drei oder sechs Jahren geschlechtsreif und damit erwachsen wird. Das bringt mitunter einige gravierende Veränderungen im Charakter mit sich, die aber für einen toleranten und einsichtigen Vogelhalter kein Problem sein müssen. Wenn Sie das von Anfang an einkalkulieren, sind Sie auf Veränderungen vorbereitet und können damit umgehen.

– Unter den Sängern und sprechgabten Vögeln gibt es, genau wie beim Menschen, Begabte und weniger Begabte. Bei Jungvögeln ist diese Begabung meist noch nicht sehr gut feststellbar. Es fragt sich aber, ob diese Fähigkeiten so sehr im Vordergrund stehen sollten und ob nicht auch die charakterlichen Qualitäten eines Vogels für Sie wichtig sind.

– Auch ältere Vögel können sehr zahm und gelehrig sein. Hier sollten Sie nur darauf achten, daß der Vogel nicht bereits durch zu viele Hände gegangen ist. Mußte der Vorbesitzer des erwachsenen Vogels wegen Krankheit, Allergie oder sonstiger triftiger Gründe seinen Liebling abgeben, dann fragen Sie sich, ob Sie diesem Vogel ein neues, liebevolles Zuhause bieten möchten. Wird ein zahmer Vogel zum Verkauf angeboten, lohnt es sich immer nachzufragen, warum der Vogel abgegeben wird.

19

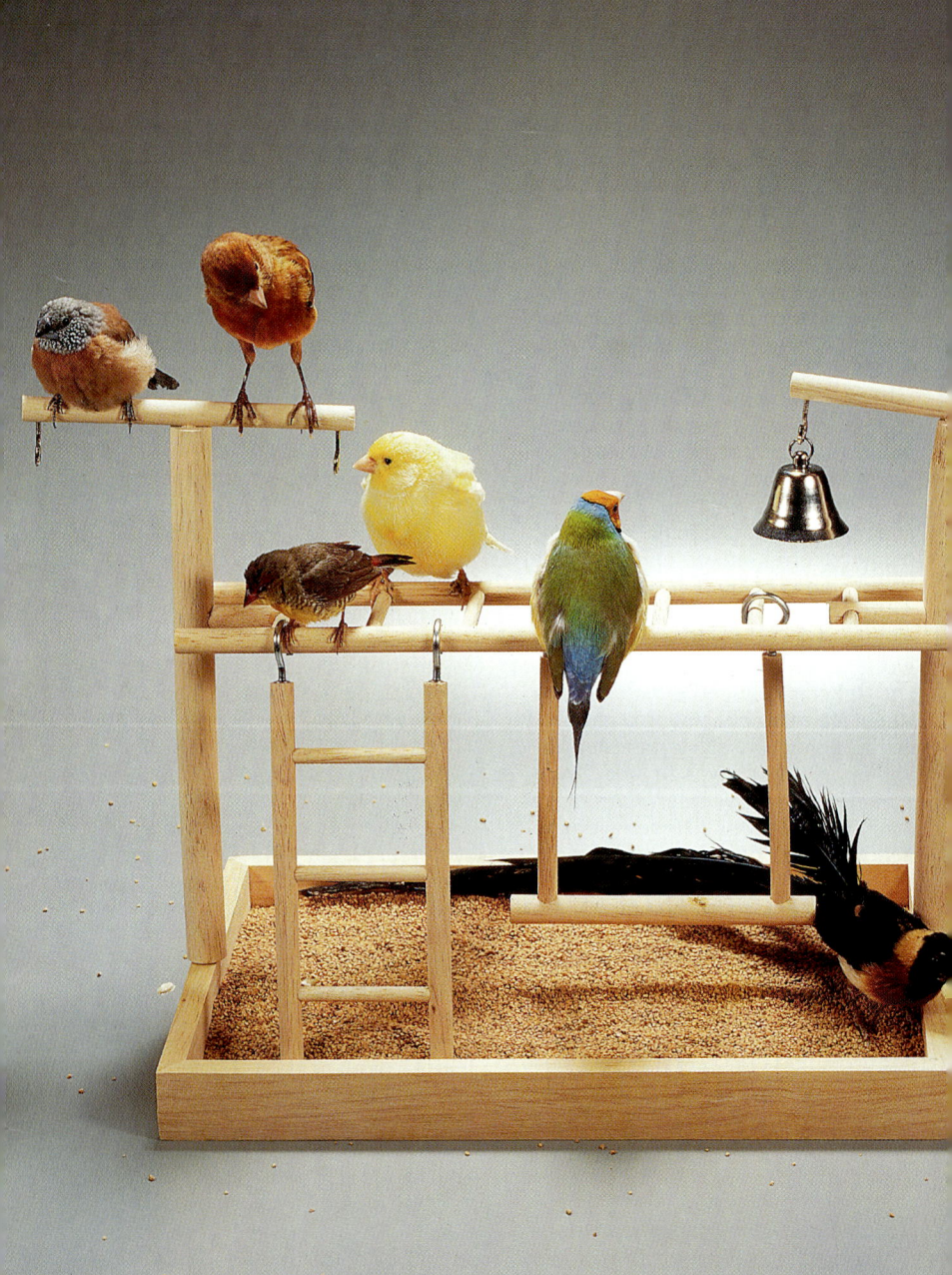

Einzelvogel oder Gruppe?

Wer psychische Störungen bei seinem Vogel vermeiden möchte, sollte vier wichtige Überlegungen unbedingt berücksichtigen:

1. Wenn Sie einen Einzelvogel halten möchten, benötigen Sie täglich etwa sechs Stunden Zeit für ihn. Sie können nicht täglich acht bis zehn Stunden außer Haus sein und den Vogel in dieser Zeit alleine lassen. Da gerade ein zahmer Vogel sehr sensibel und aufnahmefähig ist, versteht er die tägliche lange Trennung von Ihnen nicht und leidet darunter. Wegen Langeweile und Einsamkeit fangen die meisten alleinegelassenen Papageienvögel an, sich die Federn auszurupfen.
2. Wenn Sie einen zahmen Einzelvogel halten wollen und Sie noch berufstätig sind, so gönnen Sie Ihrem Vogel andere fliegende Genossen. Papageien leben in der freien Natur auch mit anderen Vogelarten zusammen, zum Beispiel mit Singvögeln. Sie können deshalb zum Beispiel ein Pärchen Kanarienvögel, Blattvögel, Schamadrosseln oder Weißscheitelrötel in einer ausreichend großen Voliere halten und damit Ihrem Papagei oder Kakadu wenigstens eine Vogelgesellschaft bieten. Die Anwesenheit von Singvögeln hat außerdem den großen Vorteil, daß Ihr zahmer Vogel die schönen Laute und das Gezwitscher zu imitieren versucht. Warum sollte er nur Ihre Pfiffe, Lieder und Worte übernehmen und nicht andere Vogelstimmen?

Freundschaften unter verschiedenen Vogelarten fördern das Sozialverhalten.

3. Die meisten Papageienvögel sind als Jungtiere unproblematisch und gehen eine enge Beziehung mit einem Menschen ein. Kommen sie in die Pubertät, dann reicht in den meisten Fällen der Mensch als Ersatzpartner nicht aus. Deshalb ist es besser, wenn Sie Ihrem Vogel einen echten Partner geben, der auch zahm ist. Dann haben Sie zwei zahme Vögel. Das hat den unschätzbaren Vorteil, daß Sie das Paar ruhigen Gewissens auch einmal sich selbst überlassen können. Da aber Papageienvögel nicht jeden Partner akzeptieren, raten wir Ihnen, vorher austesten zu lassen, zu welchem Persönlichkeitstyp Ihr Vogel zählt und ob der Partnervogel geeignet ist. Eine Adresse für einen solchen Test finden Sie auf Seite 123.
4. Wenn Sie nur einen Einzelvogel oder ein Einzelpaar halten, ist es für das Sozialverhalten besser, Sie gestalten eine kleine Vogelgesellschaft mit artfremden Kleinvögeln (Schama, Rötel, Kanarienvogel oder Blattvögel), die keine echte Konkurrenz darstellen, aber für Papageien oft gute Lehrmeister im Fliegen und Spielen, selbstbewußt und fröhlich sind.

Das sind allgemeine Ratschläge. Es gibt immer wieder positive Beispiele dafür, daß Einzelvögel ein Leben lang gesund und munter bleiben. Das hängt zum einen von dem Persönlichkeitstyp des Vogels ab und zum anderen von der Kreativität des Vogelhalters. Die Verpaarung ist deshalb nicht unbedingt ein Freibrief für gesunde Vögel, aber sie kann zumindest das Auftreten psychisch bedingter Krankheiten in vielen Fällen verhindern.

Gestaltung von Käfig, Voliere und Vogelzimmer

Sie haben Ihren Vogel gewählt und wollen ihm nun zuhause einen Lebensraum einrichten. Entgegen vielen Meinungen empfehlen wir keine speziellen Käfig- oder Volierengrößen. Viel wichtiger ist, daß der Vogel genügend Flugmöglichkeiten hat und einen kleinen Rückzugsbereich, wo er ungestört schlafen und fressen kann. Dieser Rückzugsbereich kann ein Käfig sein, der so groß ist, daß der Vogel notfalls auch ein paar Tage darin verbringen kann. Im Idealfall sollte der Vogel jedoch mehrere Stunden täglich frei fliegen. Lebt der Vogel im Haus oder in der Wohnung, dann sollte der Raum so ausgestattet sein, daß der Vogel sich nicht in Gardinen verfängt, sich nirgendwo verbrennen (Herdplatten!) und keine wertvollen Möbel verschmutzen und annagen kann. Ein Flugbaum im Raum dient dem Vogel als Landeplattform und als Kletterbaum. Der Raum sollte auf keinen Fall kahl und weiß sein, denn es gibt keinen farblosen Lebensraum in der Natur! Die wichtigsten Farben für den Vogel sind Grün, Blau und Gelb. Weiße Räume führen bei Vögeln auf die Dauer zu einer Schwächung des Immunsystems.

Vögel brauchen Luft und Licht

Vögel brauchen so oft wie möglich natürliches Sonnenlicht. Sie sind absolut sonnenhungrige Lebewesen, und kein Kunstlicht kann die Sonne ersetzen. Entweder baut man eine Außenvoliere, die der Vogel wahlweise besuchen kann, oder man setzt ihn mitsamt Käfig im Sommer an einen halbschattigen Platz auf dem Balkon oder im Garten.
Wenn sie den Käfig verlassen oder sich bedroht fühlen, fliegen Vögel immer nach oben. Deshalb sollte man Vögel nie im Keller halten! Das Immunsystem des Vogels leidet kolossal in Kellerräumen, da seine empfindlichen Sinnesorgane auf die feineren Luftschwingungen oberhalb der Erde ausgerichtet sind.

Farben fördern das Wohlbefinden

Vögel sind neben den Fischen die farbenprächtigsten Tiere auf der Erde, und da die Natur nichts Sinnloses hervorbringt, spielen die Farben im Vogelleben auch eine wichtige Rolle. Während der Balz entfalten die Hähne oft eine besondere Farbenpracht. Um der Henne zu imponieren, werden besondere Federn aufgestellt – denken wir nur an die Pfauen oder Paradiesvögel! Die Tropen haben Vogelarten wie zum Beispiel die australischen Sittiche, die Edelpapageien oder Loris hervorgebracht, die ganzjährig in den buntesten Farben schillern. Farben werden in der Vogelwelt nicht nur

Farben fördern das Wohlbefinden

produziert, sondern auch wahrgenommen – ein wichtiger Punkt, den jeder Vogelhalter bei der Gestaltung des Käfigs und des Vogelzimmers berücksichtigen sollte!

Das natürliche Lebensumfeld der Vögel enthält die drei wichtigsten Farben: **Blau** für den Himmel, **Grün** für die Natur und **Gelb** für die Sonne bzw. für das Licht. Mehr als für jedes andere Lebewesen, einschließlich uns Menschen, stehen diese drei Farben beim Vogel für Weite, Leichtigkeit und Lebensfreude. Alle flugfähigen Vögel kennen zwar eine Begrenzung durch Revieransprüche, aber diese Begrenzung findet in einem grenzenlosen Raum statt, denn weder hat das Sonnenlicht, der Himmel noch das Blattgrün eine Mauer oder ist in viereckige Formen gepreßt. Wir Menschen der sogenannten gemäßigten Breiten sind wesentlich mehr an Begrenzungen gewöhnt, weil wir uns nur im Frühling und Sommer in der Natur und damit in den drei Lebensfarben frei und unbeschwert bewegen können, während wir uns in der lichtarmen, kühlen Jahreszeit in Häuser zurückziehen. Die meisten Vögel, die in unseren Breiten gehalten werden, stammen aber aus tropischen Ländern, wo auch die Menschen hauptsächlich draußen leben. Das sollte uns zu denken geben! Auch wenn ein Graupapagei, ein Wellensittich oder eine Blaustirnamazone bei uns nachgezüchtet wird, so bleiben diese Vögel doch tropische Tiere. Deshalb sollte man ihr Bedürfnis nach Farben in ihrem Lebensraum unbedingt befriedigen.

Farben verändern das Raumgefühl, deshalb sollte das Vogelzimmer farbig und kreativ gestaltet werden.

Führen Sie einmal ein einfaches Experiment durch: Setzen Sie sich wenigstens für zwei Stunden in Ihre Voliere oder Ihr Vogelzimmer, und benutzen Sie ganz bewußt Ihre fünf Sinne. Was fühlen, hören, sehen, riechen, schmecken Sie an diesem Ort? Registrieren Sie genau, welche Farben Sie wahrnehmen und wie diese auf Sie wirken. Wie fühlt man sich im Keller bei Biolux-Licht, wenn man weiß, daß es einen blauen Himmel gibt? Wie gut können Sie in der dunklen Wohnzimmerecke atmen? Was sehen Sie, wenn Sie sich vorstellen, in dem Käfig zu sitzen? Sehen Sie die Welt um sich herum in lauter metallenen Vierecken? Was würden Sie ändern, wenn Sie dort leben müßten, wo Ihr Vogel lebt?

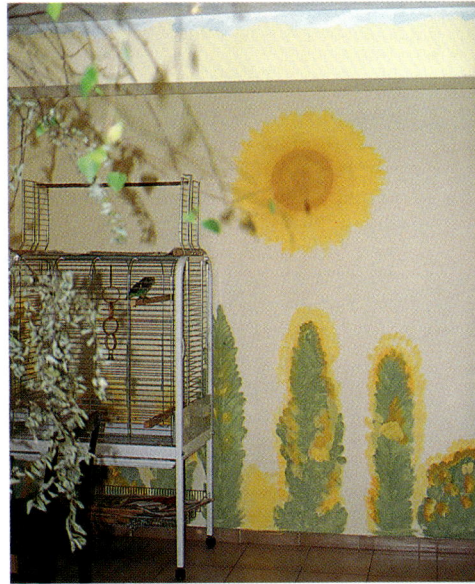

Gestaltung von Käfig, Voliere und Vogelzimmer

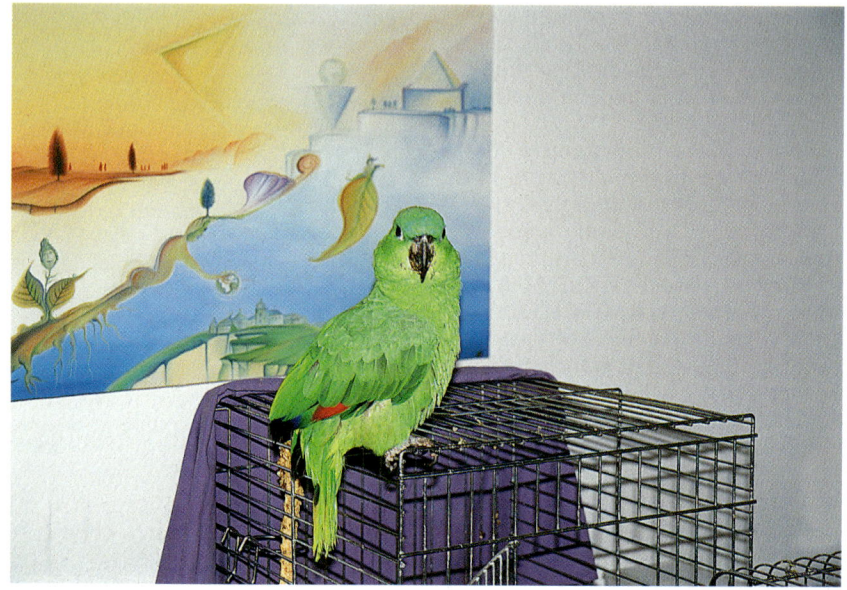

Vögel fühlen sich wohl, wenn in ihrem Lebensumfeld die wichtigsten Farben Blau, Gelb und Grün in freien Formen vorhanden sind – als Tapete oder Bilder.

Jeder sensible Vogelhalter wird nach diesem Experiment sofort einsehen, daß Farben ins Leben seines Vogels gehören, denn Farben sind Schwingungen, die auf Körper und Psyche wirken. Niemand kann sich ein Leben ohne Farben auf dieser Erde vorstellen, ohne dabei Horrorvisionen zu haben. Farben gehören so selbstverständlich zum Leben, daß wir sie manchmal leider übersehen.

Grundsätzlich sind der farblichen Gestaltung des Raumes, in dem ein Vogel lebt, keine Grenzen gesetzt, aber es gibt doch ein paar sinnvolle Regeln. Wenn der Vogel in einer Zimmervoliere lebt, dann kann man eine Wand mit Fototapete bekleben, die Sonne, Himmel und Natur wiedergibt.

Wenn der Vogel in einem Käfig lebt, aber oft im Zimmer herumfliegen darf, dann sollte man den Raum wie ein Stück Natur gestalten, indem man die Zimmerdecke in Pastellblau mit ein paar hellgelben und vielleicht hellgrünen freien Formen in den Ecken bemalt. An mindestens zwei Wänden sollten die Grün- und Gelbtöne vorherrschen. Die Farbflächen sollten freie, fließende und nicht zu große Formen haben – ganz so, als säße man in einem Baum und schaute durch das Blättergewirr nach oben in den Himmel.

Die Farben Rot, Orange und alle dunklen Blau- und Violettöne sollte man sparsam einsetzen, weil sie eine starke Signalwirkung haben.

Farben fördern das Wohlbefinden

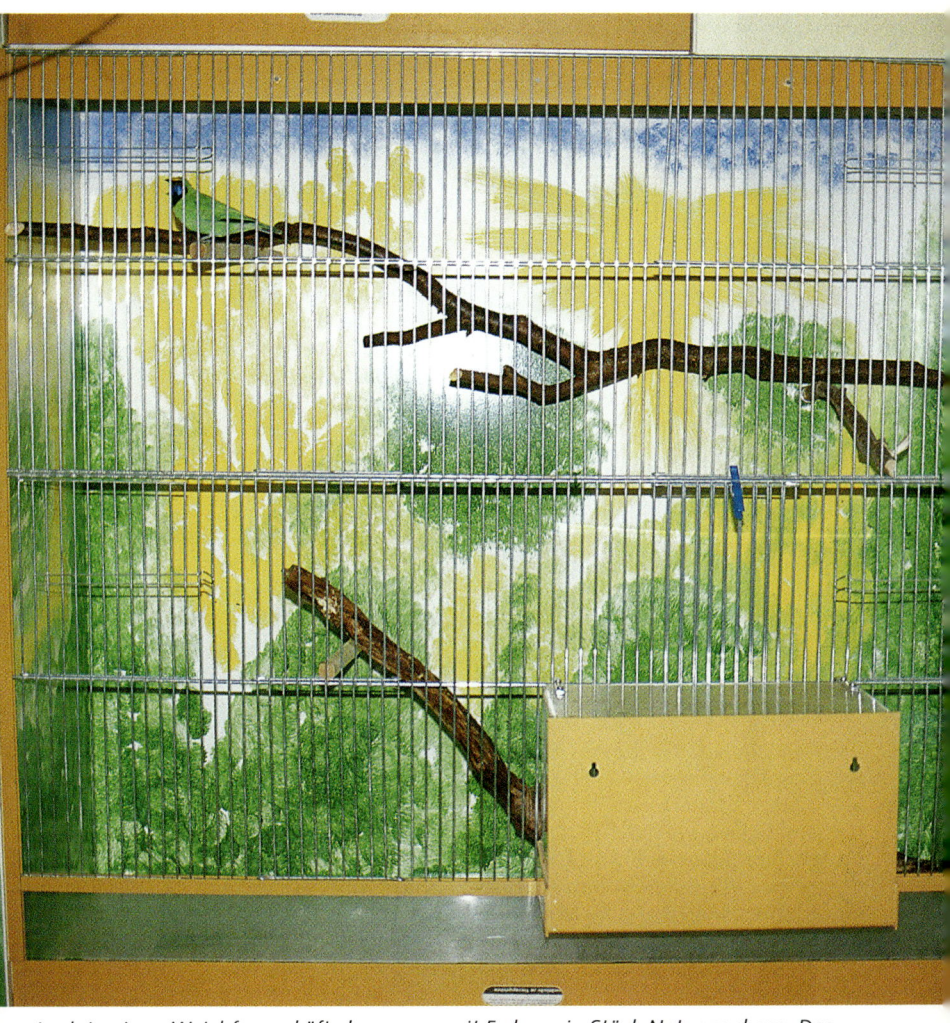

Auch in einen Weichfresserkäfig kann man mit Farben ein Stück Natur zaubern. Das stabilisiert das Immunsystem besonders dann, wenn keine belaubten Zweige zu bekommen sind.

Gestaltung von Käfig, Voliere und Vogelzimmer

Für den Vogel entsteht ein interessanter Lebensraum, da die Farben das Gefühl für Raum und Zeit verändern. Blau hat eine zusammenziehende, Gelb dagegen eine ausdehnende Wirkung. Grün ist eine harmonisierende, mehr statische Farbe, aber dadurch, daß es mit Gelb und Blau kombiniert wird, wirkt es beweglich.

> Drei wichtige Regeln sind bei der Farbgestaltung zu beachten:
> – Verwenden Sie nur helle Farben, weil alle kräftigen Farben in der Vogelwelt eine Signalwirkung haben und der Vogel unter Dauerstreß gerät.
> – Lassen Sie zwei Wände in einem hellen Beige- oder sehr hellen Weißgelbton, damit der Vogel ausweichen kann.
> – Malen Sie eine Sonne in Orange mit gelben Strahlen irgendwo auf die Wand; sie dient als Energieplatz für Vögel (besser als Rot!).

Die farbliche Gestaltung des Vogellebensraumes in menschlicher Obhut ist kein Luxus, sondern eine dringende Notwendigkeit, weil dadurch das Immunsystem des Vogels gestärkt wird. In gewisser Weise erlebt der Vogel so eine sanfte Dauertherapie. Man holt ihm ein Stück Natur in seine Gefangenschaft, und ist das das Mindeste, was man tun kann!

Selbst wenn der Vogel in der wärmeren Jahreszeit in einer Freivoliere lebt, sollte der Innenraum dennoch zarte Farben aufweisen, damit der Unterschied zur Natur im Freien nicht zu groß ist. Außerdem wirken gerade in der kalten Jahreszeit Farben positiv auf Vögel.

Die »blaue Viertelstunde« für den zahmen Vogel

Was ist überhaupt ein zahmer Vogel? Er ist das Ergebnis einer Beziehung zu einem Menschen, die mit viel Geduld aufgebaut wurde und auf gegenseitigem Vertrauen beruht.

Grundsätzlich kann jeder Vogel zahm werden, wenn er früh genug lernt, die Hand des Menschen als Freund zu verstehen. Das geschieht am leichtesten im Jugendalter, aber auch ältere Vögel können unterscheiden, ob die Hand ein Greifwerkzeug ist, das sie am Wegfliegen hindert, oder beispielsweise ein zärtlicher Kraulpartner.

Die zweite Frage ist: Was soll und kann ein Vogel lernen? Imitationsbegabte Vögel erfreuen den Besitzer durch Wörter, Sätze und Melodien. Große Papageienvögel wie Aras und Kakadus können, wenn ihr Besitzer geduldig ist, auch Handlungen erlernen – sie können zum Beispiel Bauklötze stapeln, Memory-Karten finden oder Puzzle zusammenfügen. Für den Vogel bedeutet das Lernen komplexer Handlungen oder schwieriger Imitationen jedoch einen enormen Streß. Das macht sich oft erst nach einiger Zeit bemerkbar: Erst wenn sich ein sprechender Graupapagei oder Ara die Federn ausrupft, wird klar, daß er Probleme hat. Doch selbst dann bringt man dieses Problem meist noch nicht in Zusammenhang mit der Sprechfähigkeit des Papageis – und doch ist es so.

Die Ursache dieser Streßwirkung ist leicht zu erklären: Der Vogel ist in seinem Leben komplett auf Schnelligkeit ausgerichtet. Seine Konzentrationsfä-

Die »blaue Viertelstunde«

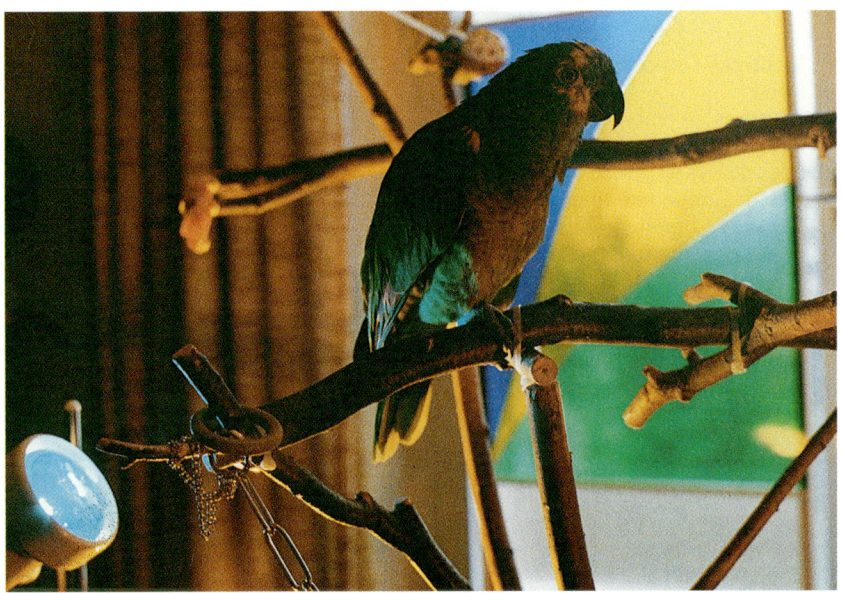

Unter blauem Licht sind intelligente Papageienvögel weniger streßanfällig, so wie die Blaustirnamazone Cora, die in kleinen Lektionen Flöten und Singen lernte.

higkeit ist deshalb auf eine kurze Zeitspanne beschränkt. Fordern wir nun von einem Vogel Aufmerksamkeit über einen längeren Zeitraum, dann bedeutet das für ihn Streß. Er würde am liebsten wegfliegen, kann es aber nicht, weil sein Besitzer in der Vogelrangordnung über ihm steht.

Ein Hilfsmittel zum Abbau von Streß ist die Farbe Blau, die beruhigend auf das Vogelgehirn wirkt, gleichzeitig aber die mentalen Fähigkeiten anregt. Es hat sich gezeigt, daß Papageienvögel viel leichter und streßfreier lernen, wenn sie während einer kurzen Lernphase von etwa 15 bis 20 Minuten unter **Blaulicht** sitzen.

Wie sieht nun solch eine blaue Viertelstunde beim Vogelunterricht aus?

Wählen Sie eine Zeit, in der Ihr Vogel besonders zugänglich ist (vormittags oder nachmittags) und beginnen Sie dann Ihre kleine Lektion.

Je größer der Vogel ist und je größer sein Sprechtalent, um so dunkler sollte das Blau sein. Kleine imitationsbegabte Vögel wie Nymphensittiche oder Wellensittiche kann man unter ein helles Blau setzen. Eine normale, dunkelblau angemalte Glühbirne eignet sich gut für Graupapageien, Kakadus oder Aras. Blaue Partybirnen haben meist den idealen Farbton für kleinere Vögel.

Soll Ihr Vogel Bauklötze aufbauen, abbauen oder ein verstecktes Stückchen Holz finden, so schalten Sie die Blaulichtlampe ein und machen Sie

Gestaltung von Käfig, Voliere und Vogelzimmer

Richtiges Lerntraining ohne Streß
Schalten Sie eine Stehlampe an mit einer blauen Glühbirne (15 oder 40 Watt). Halten Sie eine zweite Lampe mit einer gelben Glühbirne bereit. Sobald Sie den Eindruck haben, der Vogel brauche eine Abwechslung, schalten Sie die blaue Lampe aus und die gelbe ein. Beide Farben, Blau und Gelb, wirken positiv auf das Gehirn und die Psyche des Vogels, aber Blau fördert die Lernfähigkeit besonders. Sprechen Sie völlig normal mit ihrem Vogel. Er soll sich bewegen dürfen, denn dabei lernt er leichter. Vielleicht soll Ihr Vogel Lieder singen? Dann singen Sie ihm eine Zeile des Liedes vor. Auch Sie können sich dabei im Raum bewegen, vielleicht sogar tanzend zur Melodie. Sie werden feststellen, daß Ihnen das blaue Licht ebenfalls sehr gut tut und entspannend auf Sie wirkt. Ihr Vogel begreift schon bald den Zusammenhang zwischen dem Einschalten des Blaulichts und seinem kleinen Lerntraining.

dem Vogel vor, was er tun soll. Sie werden staunen, wie leicht er unter Blaulicht lernt.

Graupapageien oder Beos sind Vögel mit einer großen Imitationsgabe und sie können je nach Begabung durchaus auch assoziieren, das heißt, sie können einfache Bezüge zwischen Wort und Sinn herstellen. Das fröhliche »Guten Morgen!«, »Auf Wiedersehen!«, »Na, wie geht's dir?« sagt ein solcher Vogel dann im richtigen Moment. Es gibt natürlich auch sprechende Vögel, die dauernd das Gleiche sagen. Das liegt nicht an der Dummheit des Vogels, sondern am Vogelhalter, der ständig das Gleiche vorsagt. Ein begabter Vogel imitiert nicht nur ein Wort, sondern auch dessen Wiederholungen.

Ist die Übungszeit vorbei, so sollten Sie Ihrem Vogel als kleines Dankeschön für seine Aufmerksamkeit noch 20 Minuten **orangefarbenes Licht** gönnen. Dadurch normalisieren sich Körper und Psyche wieder. Denn bei aller Freude am Sprechtalent eines Vogels: es ist nicht seine natürliche Ausdrucksweise und es bedeutet Streß für das Tier. Wenn man jedoch die Lernzeit kurz hält und lieber zweimal pro Tag 15 Minuten übt anstatt einmal 30 Minuten, dann wird der Streß auf ein erträgliches Maß reduziert.

Richtige Ernährung

Die Nahrung liefert zum einen die erforderliche Energie für das Fliegen, zum anderen versorgt sie den Vogel mit allen wichtigen Nähr- und Vitalstoffen und hält ihn so gesund. Weil viele Vögel Futterspezialisten sind, ist ihre richtige Ernährung allerdings recht schwierig. Wer sich für den Kauf einer bestimmten Vogelart entscheidet, muß auch die spezielle Nahrungszusammenstellung beachten, die dieser Vogel braucht. Züchter und Zoofachhändler geben Auskunft, ob es sich um einen Fruchtfresser (z. B. Beo) oder um einen Samen- und Körnerfresser wie z. B. Wellensittich, Kanarienvogel, Papagei handelt.

Beim Futterkauf sollte man immer daran denken, daß die richtige Ernährung des Vogels eine der wichtigsten **Vorbeugemaßnahmen** gegen Krankheiten ist. Mittlerweile gibt es ausgezeichnete Futterhersteller, und man sollte immer die beste Qualität wählen. Das ist zwar etwas teurer, aber dafür erspart man sich viel Leid und teure Tierarztrechnungen. In Vogelfachzeitschriften und in Zoofachgeschäften findet man Angebote von seriösen Futterherstellern. Billiges Vogelfutter wird größtenteils aus Ländern importiert, die nicht die Vorschriften der Europäischen Union über Spritzmitteleinsatz und Düngung befolgen, geschweige denn die strengen Regeln des ökologischen Landbaus. Oft werden dort Spritzmittel eingesetzt, die bei uns längst verboten sind. Solches Futter wird in riesigen Mengen gelagert, wodurch es rasch zu massivem Pilzbefall kommen kann. Nüsse, Samen und Körner können stark mit Schadstoffen belastet sein.

Qualitätsprobleme treten hauptsächlich beim Trockenfutter auf – sei es für Papageien oder für Weichfresser. Hier kann man vorbeugend dazu beitragen, daß der Vogel nicht von Pilzen auf Samen und Körnern befallen wird, indem man das Körnerfutter über Nacht in Wasser einweicht und einen Tropfen Grapefruitkern-Extrakt zusetzt (Bezugsquelle siehe Seite 123) Dieser Extrakt wirkt auf natürliche Weise keimtötend. Wenn man die Körner keimen lassen will, muß man sie zweimal täglich gründlich mit Wasser spülen. Fertigfutter, in dem Kekse oder sonstige Beigaben enthalten sind, ist nicht zu empfehlen.

Die Pilzproblematik kann man vermeiden, indem man den Vogel langsam an viel **Frischkost** gewöhnt. Keimfutter – bitte mit sehr wenig Sojabohnenanteil! –, Gemüse, Obst und Wildkräuter aller Art bekommen den meisten Vögeln hervorragend. Sittiche oder Papageien dürfen größere Stücke selbst zernagen. Für Weichfresser (z. B. Starenvögel) hackt man alles klein und mischt es unter das Insektenfutter.

Wellensittichfutter besteht hauptsächlich aus Samen. Hier sollte man hochwertiges Futter wählen, das möglichst aus biologischem Landbau stammen sollte. Biologisch angebaute Kolbenhirse wird heute schon in hervorragender Qualität angeboten. Wer einen Garten hat, braucht sich viel

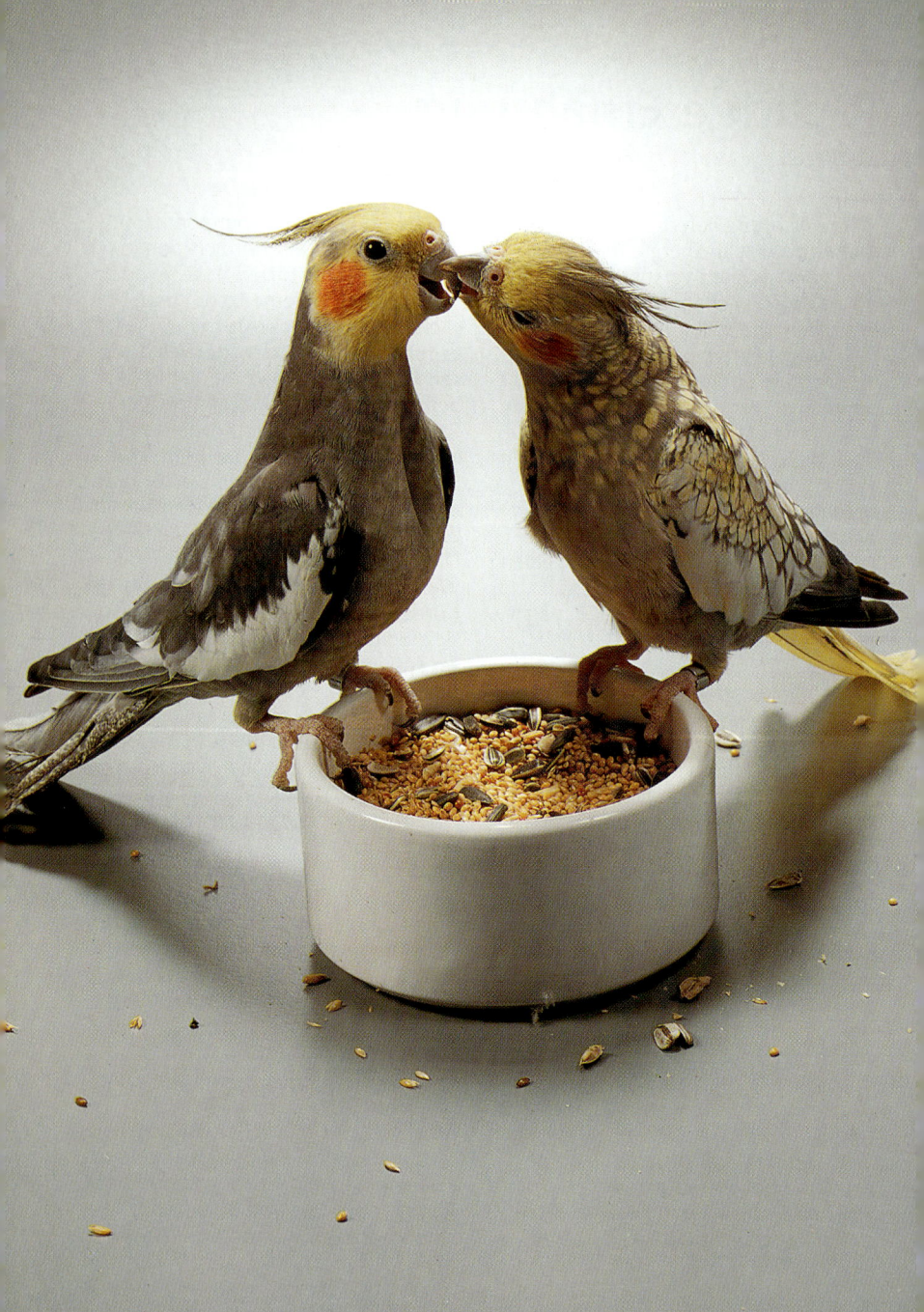

Richtige Ernährung

weniger Gedanken um die Samen und Körner zu machen: Fast alle Gräser und Getreidekörner kann man verfüttern. In der freien Natur verbringen Vögel viel Zeit mit der Nahrungsaufnahme. Das verleitet viele Vogelhalter zu der irrigen Annahme, man müsse dem Vogel in Gefangenschaft viel Futter anbieten, sozusagen als Ausgleich dafür, daß er bei uns lebt. Dahinter steht ein überflüssiges Schuldbewußtsein.

> Sie tun Ihrem Vogel einen großen Gefallen, wenn Sie sich immer wieder folgende Frage stellen: Besteht ein Gleichgewicht zwischen Nahrung aufnehmen und Umsetzen in Bewegung? Kann der Vogel genügend Kalorien verbrauchen?

Die Tierarztpraxen sind voll von überfütterten Vögeln, die an Leberverfettung und an Verdauungsproblemen aller Art leiden, weil es die Besitzer zu gut meinen mit ihrem Pfleglimg. Besonders Wellensittiche und Amazonaspapageien neigen zur Fettbildung im Gewebe, wenn sie nicht den größten Teil der aufgenommenen Kalorien durch Fliegen und Turnen aufbrauchen können. Stellen Sie sich vor, Sie sitzen den ganzen Tag in einem kleinen Zimmer, haben kaum Bewegung und essen große Mengen energiereicher, kalorienhaltiger Nahrung. Dann werden Sie einsehen, daß selbst das beste Futter seinen Sinn verfehlt, wenn es nicht in körperliche und geistige Energie umgesetzt werden kann.

Links: Wenn Vögel ausreichend Freiraum zum Fliegen haben, verbrauchen sie genügend Kalorien und verbinden Fressen und Spiel.

Vögel gehören zu den bewegungsfreudigsten Tieren der Erde. Daran ändert sich nichts, auch wenn der Vogel in der Wohnung lebt! Deshalb ist es für die Gesundheit des Vogels wesentlich besser, ihm morgens und abends in kleineren Mengen hochwertige Nahrung zu geben und ihm das natürliche Hungergefühl zu lassen. Gerade Papageienvögel sind große Futterverschwender, weil sie in den tropischen Regionen der Erde alles in reichem Maße vorfinden: Sie nagen eine Frucht an, lassen den Rest fallen und wenden sich der nächsten frischen Frucht zu. Das können wir in unseren Breiten nicht bieten. Wenn man ihnen hier lieber öfter kleinere Mengen Futter reicht, werden sie auch weniger verschwenderisch damit umgehen.

Obst und **Gemüse** sollte möglichst aus biologischem Landbau oder aus dem eigenen Garten stammen, damit der Vogel keine Spritzmittelrückstände aufnimmt. Obst und Gemüse aus konventionellem Anbau muß immer gründlich mit heißem Wasser abgewaschen oder geschält werden.

Ein weiterer Punkt in der Vogelernährung ist das Thema **Menschennahrung.** Ein zahmer Vogel wird natürlich reges Interesse an menschlicher Nahrung entwickeln, wenn er bei den Mahlzeiten in der Nähe ist. Dagegen ist im Grunde nichts einzuwenden, wenn alle Speisen mit wenig Salz und Fett zubereitet sind. Ein Vogel sollte seinen Hunger aber zu höchstens 5% mit Menschennahrung stillen und im Übrigen **sein** Futter bekommen. Die gemeinsamen Mahlzeiten bieten zweifellos eine ideale Möglichkeit, Vertrauen zwischen Mensch und Vogel aufzubauen, aber viele Vögel verlieren in Gefangenschaft ihre Instinkte

Richtige Ernährung

für Nahrung, die ihnen nicht bekommt, wie zum Beispiel für Butter oder Speck. Wenn ein Vogel ab und zu ein kleines Stück Biskuit oder Vollkornbrot bekommt, macht das nichts, aber besser ist es, wenn er auch bei Tisch nur das erhält, was zu seinem Speiseplan gehört – beispielsweise ein Stückchen Obst.

Es gibt noch einen Punkt, der in der Vogelernährung oft falsch verstanden wird: Nach dem Motto »Viel hilft viel« bekommen die meisten Vögel zu häufig isolierte **Vitamine, Mausermittel** und **Mineralpräparate**. Es kann nicht schaden, wenn man sich einfach einmal das Leben seines Vogels in der freien Natur zum Vorbild nimmt. Aus der entsprechenden Fachliteratur erfährt man, welche Nahrung er bevorzugt. Versuchen Sie, dieses Wissen auf Ihre Möglichkeiten zu übertragen!

Wenn Sie zweimal am Tag kleinere Mengen füttern und den Futterplan abwechslungsreich zusammenstellen, braucht der Vogel weder Vitamine noch sonstiges Zusatzfutter. Selbst einen Papagei, der nur von Sonnenblumenkernen gelebt hat und alles ablehnt, was man ihm zusätzlich bietet, kann man überlisten, indem man zum Beispiel winzige Obststückchen ins Trockenfutter gibt, die dann an den Körnern kleben bleiben. Oder man nutzt den Spieltrieb des Papageis, indem man ihn zunächst viel fliegen läßt, damit er richtig hungrig wird. Dann zeigt man ihm ein kleines Obststück oder einen Leckerbissen, der mit Obstsaft leicht angefeuchtet ist. Wird der Papagei neugierig, so versteckt man das Stückchen schnell, zeigt es wieder, versteckt es erneut. In den meisten Fällen will er dann das Stück unbedingt haben, in den Schnabel nehmen und darauf herumbeißen. Mit solchen spielerischen Ideen lassen sich die Vögel meist viel leichter für eine abwechslungsreiche Kost gewinnen.

> **Wichtig:** Gewöhnen Sie Ihren Vogel unbedingt an abwechslungsreiches Futter – dann können Sie auf Vitamintabletten und Mineralpräparate weitgehend verzichten!

Auf jeden Fall sollten genügend Vitamine in der täglichen Nahrung enthalten sein, so daß sie als Zusatz nur im Falle von Schwächezuständen oder Krankheit extra gegeben werden. Das hat außerdem den Vorteil, daß der Vogel besser mausert und nicht so leicht krank wird. Wer seinen Vogel beim Züchter erworben hat, sollte sich nach dem dort verwendeten Futter erkundigen; manchmal kann man es sogar von dort beziehen.

Futterempfehlungen für Papageienvögel

Die Vogelernährung wurde bisher in Deutschland noch wenig systematisch erforscht, deshalb sind die wissenschaftlichen Ergebnisse, die im Institut für Tierernährung in Hannover über die Tierärzte Dr. Petra Wolf und Dr. Josef Kamphues erarbeitet wurden, für alle Halter von Papageienvögeln von größtem Wert. Gemäß den Untersuchungen der beiden Forscher und gemäß unseren eigenen Beobachtungen empfehlen wir, folgendes bei der Ernährung von kleinen und großen Papageienvögeln zu beachten:
1. Kakadus, Amazonen und Graupageien sollten täglich 30 g Kör-

nerfutter, Agaporniden und andere Kleinpapageien täglich 10 g bekommen. 10 g entsprechen etwa einem gestrichenen Eßlöffel.
2. Gibt man zuviel Körnerfutter, suchen die Papageienvögel nur ihre Lieblingsspeise heraus; es kommt zu einer einseitigen Ernährung.
3. Mit der üblichen Sämereienmischung sollte der Eiweißbedarf gedeckt sein; eine Ergänzung durch tierisches Eiweiß (Eier, Käse, Fleisch) ist nicht erforderlich.
4. Vor allem kleine Papageienarten nehmen in der freien Natur auch kleine Kerbtiere, Larven, Würmer, Maden und Insekten auf. Deshalb kann man einmal pro Woche ein solches Futtertier verabreichen.
5. Für die Kalziumversorgung sollten Vogelgrit, Eischalen und Sepia zweimal pro Woche gereicht werden.
6. Obst und Gemüse liefert in erster Linie Vitamine und Flüssigkeit. Es empfehlen sich Äpfel, Birnen, Bananen (vor allem in der Wachstumsphase des Vogels), Kirschen, Orangen, Pfirsiche, Weintrauben (immer nur 2 bis 3 auf einmal), Karotten, Fenchel, Paprika, Rote Bete.
7. Wenn Sie Ihren Vogel abwechslungsreich ernähren, braucht er in der Regel auch während des Wachstums und der Mauser keine Mineralstoffpräparate. Wenn Sie jedoch solche Präparate benutzen, dann sollten schwefelhaltige Aminosäuren darin vorkommen.
8. Achten Sie darauf, daß in der Körnerfuttermischung weiße und gestreifte Sonnenblumenkerne, Mais, Zirbelnüsse, Erdnüsse, Kardisaat, Haferkerne und Hirsen enthalten

sind. Das Verhältnis dieser wichtigen Anteile richtet sich nach der Vogelart. Weitere Sämereien und Getreidekörner sollten nur zugemischt werden, wenn eine Vogelart sie von Natur aus benötigt.

Was Vögel nicht fressen sollten

Weltweit sind mittlerweile schon zahlreiche wissenschaftliche Untersuchungen zum Thema Vogelernährung gemacht worden. Dabei hat sich herausgestellt, daß folgende Nahrungs- und Genußmittel den Vogelorganismus im höchsten Grade schädigen und sogar zum Tode führen können.

Schädliche Futtermittel
– Schokolade (wegen des hohen Zucker-, Fett- und Theobromingehalts)
– Alkohol
– Avocado (wegen des hohen Fettgehalts)
– Auberginen (im Rohzustand giftig)
– Zwiebeln
– Salzgebäck aller Art (Chips, Salzstangen)
– Gesalzener Käse
– Erdnüsse in Schalen aus konventionellem Anbau (wegen des häufigen Pilzbefalls)
– Sojabohnen
– Rohe und vergorene Milchprodukte

Auch sämtliche Babybreie, die Lactose enthalten, gehören **nicht** in die Vogelnahrung. Lactose (Michzucker) kann besonders bei Fruchtfressern wie Loris, Beos, Nasch- und Nektarvögeln

Richtige Ernährung

oder Blattvögeln Langzeitschäden wie zum Beispiel Darmblutungen hervorrufen!

Nachdem bekannt geworden ist, daß ausgerechnet der Schimmelpilz genetisch behandelt wurde, um ihn als Säuerungsmittel und Geschmacksverbesserer bei Fruchtjoghurt einzusetzen, können wir nur raten, auch Fruchtjoghurt aus der Vogelernährung zu streichen. Die drastische Zunahme der Aspergillose selbst bei besten Haltungsbedingungen könnte mit dem ahnungslosen Verfüttern von Joghurt zusammenhängen. Bis jetzt ist noch nicht genügend bekannt, ob der veränderte Schimmelpilz auch in Naturjoghurt verwendet wird.

Ist Ihr Vogel gesund?

Es ist schwierig, festzustellen, ob ein Vogel noch gesund oder schon krank ist, denn als Schwarmtier verbirgt er seine Schwächen bis zum letzten Augenblick. Es gibt jedoch einige typische Zeichen für einen guten Gesundheitszustand:

Typische Merkmale eines gesunden Vogels
- Glänzendes, glattes Gefieder, das der Vogel regelmäßig pflegt
- Glänzendes und glattes Schnabelhorn und glatte Krallenhaut
- Bewegungsdrang und Fluglust
- Vorliebe für abwechslungsreiche Nahrung
- Abwechslungsreiche Lautäußerungen
- Normaler Kot von mittlerer Festigkeit, geformter grünbrauner und ungeformter weißer Anteil

Unabhängig von der Vogelart gibt es Gemeinsamkeiten von Körperbau und Charakter, die sogenannten **Konstitutionstypen**, die man in der Naturheilpraxis immer beachtet und in der homöopathischen Einzelmitteltherapie einsetzt. Die Konstitutionslehre ist eine Typenlehre, die zusammenfaßt, welche körperlichen und psychischen Merkmale normal sind. Dazu zählen sowohl Stärken als auch Schwächen – also alle Veranlagungen, die ein Vogel mitbringt. Es hängt sehr stark vom Konstitutionstyp ab, ob der Zustand eines Vogels als gesund, disharmonisch oder gar krank einzustufen ist. Wer einen Vogel gut beobachtet, lernt

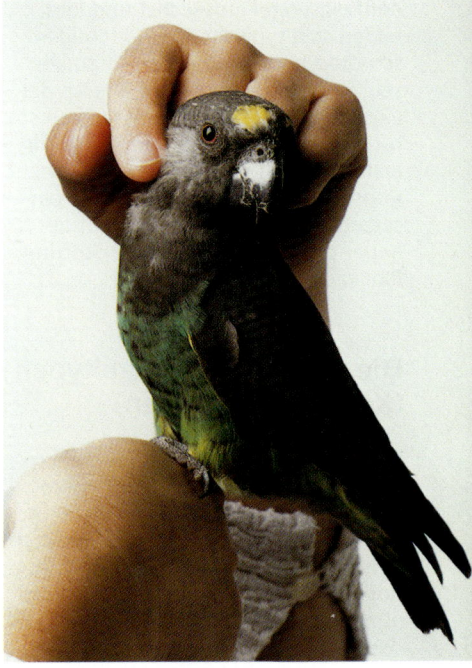

Einen gesunden Vogel erkennt man am glatten Schnabelhorn und an den leuchtenden Gefiederfarben.

seinen Charakter, sein Temperament und seine körperliche Verfassung rasch kennen. Der Vogel wird auf seine Weise auch klar mitteilen, was er mag und was nicht. Im Folgenden stellen wir die wichtigsten Konstitutionen oder Vogeltypen vor, die verdeutlichen, daß Gesundheit ein Gleichgewicht zwischen Stärken und Schwächen ist. Das bezieht sich auf seine äußere Erscheinung, seine angebore-

Ist Ihr Vogel gesund?

nen körperlichen Schwachstellen und auf sein soziales Verhalten Menschen und anderen Vögeln gegenüber.

Durch das Zusammenwirken von ererbten Anlagen und dem Umfeld, in dem ein Vogel aufwächst und lebt, bilden sich typische Charaktereigenschaften heraus. Wer den Charakter seines Vogels kennt, wird eher in der Lage sein, erste Krankheitszeichen sofort zu erkennen, und kann dann als erste Maßnahme das homöopathische Konstitutionsmittel für drei Tage einsetzen, ehe ein Vogeltherapeut genauer prüft, welcher Art die Störung, Blockade oder Krankheit ist.

Die wichtigsten Vogeltypen (Konstitutionstypen)

Bei den nachfolgend beschriebenen Vogeltypen ist jeweils in Klammern angegeben, welches Arzneimittel (= homöopathisches Konstitutionsmittel) in der Homöopathie diesem Konstitutionstyp zugeordnet wird. Die Einordnung eines Vogeltyps basiert auf verschiedenen Merkmalen wie z. B. Körperbau, Gefiederfarben, Verhalten und bestimmten Futtervorlieben.

1. Der lebhafte Typ
(Phosphor-gelber Phosphor)
Er hat meist einen schlanken Körperbau und glänzendes Gefieder. Der lebhafte Typ lernt sehr schnell – aber er vergißt auch schnell! In der Familie will er im Mittelpunkt stehen und liebt jede Art von Abwechslung. Er bewegt sich gerne und viel und ist sehr neugierig. Da er der Abenteurer unter den Vögeln ist, untersucht er alles, was seine Aufmerksamkeit erregt.

Schwächen und Schwachpunkte dieses Vogeltyps:
Nervosität, Schreckhaftigkeit und Einsamkeit. Sexuelle Hyperaktivität. Magen-Darm-Bereich, Niere, Leber.

2. Der gutmütige Typ
(Calcium carbonicum – Soda)
Er ist von stämmigem Körperbau und hat einen ausgeprägten Kopf (Positurkanarien, Standardwellensittiche). Das Klettern ist ihm lieber als das Fliegen, er ist umgänglich und freundlich. Er lernt langsam, merkt sich aber gut, was er darf und was nicht. Er mag das ausgiebige Kraulen.

Schwächen und Schwachpunkte dieses Vogeltyps:
Frißt gern zuviel, neigt zu Trägheit und stumpfem Gefieder. Hat oft X-Beine, zeigt häufig Krampfanfälle. Anfälligkeit der oberen Luftwege und des Magen-Darm-Traktes für Störungen.

3. Der scheue Typ
(Nux vomica – Brechnuß)
Zu diesem Typ gehören oft männliche Vögel. Der scheue Typ ist auf einen einzigen Menschen geprägt. Er lernt sehr langsam und vergißt nichts! Gegenüber allen Arten von Streß reagiert er sehr empfindlich. Hat man aber einmal das Vertrauen dieses Vogeltyps gewonnen, so wird man reich belohnt mit einer rührenden Treue. Hinzu kommt eine ausgeprägte Eifersucht. Der Zustand des Federkleides wechselt je nach psychischer Verfassung.

Schwächen und Schwachpunkte dieses Vogeltyps:
Angstbeißen, mangelnde Anpassungsfähigkeit, Panik. Häufig tritt Durchfall auf. Magen-Darm-Trakt.

Die wichtigsten Vogeltypen

4. Der feinfühlige Typ
(Pulsatilla - Küchenschelle)
Oft weiblicher Vogel. Außer durch einen feingliedrigen Körperbau zeichnet sich dieser Typ durch eine überdurchschnittliche Wahrnehmungsfähigkeit aus. Er ist liebenswert, anhänglich, manchmal launisch und reagiert sehr genau auf die psychische Verfassung des Vogelhalters. Er lernt mäßig schnell in einem harmonischem Umfeld und verweigert sich unter disharmonischen Lebensumständen. Der feinfühlige Typ liebt viel frische Luft und meidet die Wärme.

Schwächen und Schwachpunkte
dieses Vogeltyps:
Zuviel Fressen aus Frustration und Federrupfen aus Langeweile. Häufig Neigung zu Übergwicht. Leber, Galle, Magen-Darm-Trakt, Schleimhäute.

5. Der selbstbewußte Typ
(Lycopodium – Bärlapp)
Meist männlicher Vogel. Er ist kräftig gebaut, steht immer im Mittelpunkt und ist der erste am Futternapf. Er bevorzugt einseitige Lieblingskost und ist schwer an vielseitige Nahrung zu gewöhnen. Meist ist der selbstbewußte Typ auf einen bestimmten Menschen geprägt und duldet keine Fremden. Wenn man nicht aufpaßt, entwickelt er sich zum Haustyrannen.

Schwächen und Schwachpunkte
dieses Vogeltyps:
Leber, Niere, Verdauungsprobleme, Hauterkrankungen als Folge davon.

6. Der introvertierte Typ
(Ignatia – Ignatia-Bohne)
Meist weiblicher Vogel. Liebebedürftig, teilt nicht gerne seine Liebe. Fixierung auf eine Person, kann dadurch agressiv und unberechenbar werden. Ignatia-Weibchen in Brutstimmung neigen zum Federrupfen = introvertierte Reaktion auf Streß und Spannung. Beschwerden beginnen auf der rechten Körperseite.
Unter Kakadus, Graupapageien und Edelpapageien ist dieser Konstitutionstyp kein leicht zu handhabender Charakter. Man sollte ihn nicht als Einzelvogel halten.

Schwächen und Schwachpunkte
dieses Vogeltyps:
Frustration, Eifersucht, Verspannung, Verlustangst, Federrupfen, Intoleranz, Psychosen.

7. Der phlegmatische Typ
(Graphites – Reißblei)
Meist dicke, wärmeliebende, stille Vögel. Sie sind freundlich, lieben die Ruhe und meiden zuviel Bewegung. Sie können sehr zutraulich werden, mögen aber keinerlei Überforderung.

Schwächen und Schwachpunkte
dieses Vogeltyps:
Fettleibigkeit, Apathie, Hautveränderungen, Erkältung, mangelnder Sexualtrieb, Tumoren bei Überzüchtung.

8. Der zarte Typ
(Silicea – Kieselsäure)
Meist dünne, schwächliche Vögel mit brüchigem, schlechtem Federkleid. Die Federn bleiben oft stecken oder sind eingerollt. Durch zu weiches Horn entstehen häufig Mißbildungen des Schnabels und der Krallen. Der Vogel ist freundlich, zurückhaltend, ängstlich, nicht agressiv, und er kann sehr zutraulich werden. Er sucht ständig nach Wärme.

Ist Ihr Vogel gesund?

Schwächen und Schwachpunkte dieses Vogeltyps:
Häufig Erkältungen, Entzündungen, Geschwüre, Haut- und Federprobleme.

9. Der Einzelgänger-Typ
(Natrium muriaticum/Natrium chloratum – Kochsalz)
Dieser Vogeltyp ist nur bedingt für ein persönliches Verhältnis zum Menschen geeignet, da er scheu, eigenwillig und wenig umgänglich ist. Das ablehnende Verhalten kann sich auch gegen Tierpartner richten. Akzeptiert man seine Eigenheiten nicht und versucht z. B. den Vogel zu kraulen, so kann es sein, daß er einen anfangs gewähren läßt, dann aber unvermittelt und ohne Vorwarnung zubeißt. Unter Kakadus und Graupapageien ist dieser Vogeltyp häufiger; der Umgang mit ihm verlangt viel Erfahrung. Eine Einzelhaltung ist nicht zu empfehlen.

Schlechte Behandlung trägt der Einzelgänger-Typ ein Leben lang nach, wenn es nicht gelingt, sein Streßmuster zu durchbrechen und den gebührenden Abstand zu wahren.

Der Vogel ist schlank gebaut. Äußere Zeichen dieses Vogeltyps sind ein schlechtes Gefieder und ein sehr großes Trinkbedürfnis (Niere = Angst!)

Schwächen und Schwachpunkte dieses Vogeltyps:
Juckreiz, Ekzeme unter dem Flügel und in den Achselhöhlen, Agression, Dauergeschrei. Töten des Partners in der Balz, wenn der energetische Abstand unterschritten wird (oft bei Kakadus und Aras); Federrupfen und Selbstbenagen (bei Graupapageien).

10. Der Willens-Typ
(Aurum – Gold)
Meist kräftiger weiblicher Vogel. Er ist schnell reizbar, hektisch, verärgert und unruhig, wenn ihm etwas nicht paßt. Das Merkmal dieses Charakters ist sein starker Durchsetzungswille, was in der persönlichen Beziehung Vogel-Mensch zu vielen Problemen führen kann, da der Willens-Typ keine Unterdrückung oder gar Demütigung verkraftet und darauf mit schwerer Depression reagiert. Er wird unzugänglich, beißt alle Partner weg und beginnt schließlich, die unterdrückte Agression gegen sich selbst zu richten, was sich in Selbstbenagen und Selbstverstümmelung äußert. Diesen Vogeltyp findet man häufig bei Kakadus, Amazonas-Papageien und Graupapageien. Er ist für die Einzelhaltung nicht geeignet, da man ihn kaum zähmen und seinem Freiheitsbedürfnis nicht gerecht werden kann.

Schwächen und Schwachpunkte dieses Vogeltyps:
Lebererkrankungen, motorische Schwächen, Herzerkrankungen (Durchblutungsprobleme).

Wie man sieht, sind die charakterlichen Unterschiede zum Teil sehr groß. Sie sollten sich möglichst vor dem Kauf eines Vogels fragen, auf welchen Vogeltyp Sie sich einlassen wollen und mit welchen Sie umgehen können. Es gibt keinen besseren oder schlechteren Charakter, sondern verschiedene Grade der Anpassungsfähigkeit an den Menschen und an die Haltung in Gefangenschaft. Die Erfahrung hat gezeigt, daß die Vogeltypen 6. (Ignatia), 9. (Natrium muriaticum) und 10. (Aurum) weder für einen Anfänger in der Papageienhaltung noch für eine Zähmung geeignet sind, da sie einen großen Abstand zum Menschen brauchen. Besonders bei Graupapageien und Kakadus ist es wichtig, vor dem Kauf die Konstitution des Vogels zu kennen, da beide Vogelarten die Neigung haben, sich vor allem als Jungvögel zunächst dem Menschen unterzuordnen, aber bald ihren Freiheitsdrang ausleben wollen. Wenn man dem nicht nachkommen kann, richten Kakadus ihre Aggressionen oft gegen den Halter und Graupapageien ihre Aggressionen gegen sich selbst.

Die Vogelkonstitutionen zeigen auch, daß Stärken und Schwächen zusammengehören; sind sie im Gleichgewicht, so ist der Vogel gesund. Jede auffällige Abweichung von beiden Polen – ein Zuviel und ein Zuwenig von bestimmten Verhaltensmustern – signalisiert beim Vogel eine **Disharmonie** im Organismus. Diese Frühzeichen kann man bei genauer Beobachtung rechtzeitig erkennen. Erste Anzeichen können sein:

Der Vogel wirkt lustlos, müde, ist zu brav, weiß nicht, was er will oder wird extrem anhänglich, plustert sich auf, beißt ohne Grund oder schreit unmäßig.

Gesundheitsvorsorge

Auch für Vögel gilt: Vorsorgen ist besser als Heilen. Für eine gezielte Gesundheitsvorsorge und für die Behandlung der häufigsten Erkrankungen ist jedoch ein bestimmtes Grundwissen erforderlich.

In diesem Buch legen wir den Schwerpunkt auf Heilmaßnahmen, die auch der Laie anwenden kann, und wir möchten den Blick schärfen für früheste Anzeichen von Krankheiten. Das ist beim Vogel wichtiger als bei jedem anderen Tier, weil er als Schwarmtier seine Schwächen so lange wie möglich verbirgt, um von seinen Artgenossen in der freien Natur nicht verstoßen oder gar getötet zu werden.

> Zu den hier behandelten Heilmaßnahmen zählen:
> – Die Vogel-Kraulschule (Stimulation von Akupressurpunkten);
> – Die Farbbestrahlung;
> – Der Einsatz von Heilkräutern;
> – Die Verabreichung von Medikamenten auf homöopathischer Basis.

Kraulschule

Bei jedem Vogel läßt sich beobachten, daß er sein Gefieder pflegt; Papageien kraulen sich häufig auch gegenseitig. Diese Gefiederpflege ist einerseits ein Komfortverhalten, andererseits aber auch eine Möglichkeit, das Energiesystem des Körpers im Gleichgewicht zu halten. In einer Zeitlupenaufnahme erkennt man bei der Gefiederpflege vier Schritte:
Mit der Schnabelspitze stimuliert der Vogel bestimmte Stellen auf der Haut, dann zieht er ein wenig am Federschaft, anschließend zieht er die Federn einzeln durch den Schnabel.
Durch die vorherige Aufnahme von Fett oder Puder aus der Bürzeldrüse werden die Federn dabei zugleich eingefettet oder eingepudert.
Der erste und zweite Schritt sind besonders wichtig, wenn Sie Ihren zahmen Vogels kraulen wollen. Was verbirgt sich dahinter?
Auf dem Vogelkörper gibt es Punkte oder Reizzonen, die durch sanfte und punktuelle Massage oder leichten Druck verschiedene körperliche Bereiche wie Nervenbahnen, Hormon- und Drüsensystem, Organe, Sehnen, Muskeln und Knochen erreichen. Diese Zonen berührt der Vogel im ersten Vorgang. Im zweiten Vorgang wird die Haut, aus der die Feder wächst, minimal angehoben. Dadurch wird die Durchblutung der oberen Hautschichten angeregt und gleichzeitig der Wasserhaushalt (Nieren, Harnwege) geprüft. Es ist eine der bewunderswerten Einrichtungen beim Vogel, daß er seinen Organismus selbst intakt halten kann. Ein zahmer Vogel erwartet, daß Sie ein perfekter Kraulpartner sind und die sogenannten **Energiepunkte** ken-

Links: Bei der Gefiederpflege stimuliert der Schnabel die Energiepunkte – hier für Milz und Leber.
Mitte: Goldstirnblattvogel »Goethe« stimuliert mit dem Schnabel die Punkte für den Kreislauf innen im Flügel.
Rechts: »Goethe« stimuliert den Meisterpunkt für Stoffwechsel, Kopf und Schnabel außen am Flügel.

Gesundheitsvorsorge

nen, die für Wohlgefühl und Gesundheit sorgen.
Wie diese Punkte von der Haut aus den Organismus stimulieren, veranschaulicht am besten das Bild einer Flußlandschaft, durch die ein großer Fluß mit vielen Seitenarmen fließt. Der Fluß selbst steht für die Lebensenergie, die durch Atmung und Nahrung entsteht. Seine Seitenarme versorgen die gesamte Landschaft (= den ganzen Organismus) mit Lebensenergie. Man kann sich gut vorstellen, daß in dieser Landschaft natürlich auch alle Seitenarme miteinander vernetzt sind und daß ein Hindernis in einem der Seitenflüsse nach einer Weile das ganze Flußnetz beeinträchtigt: An einem Ort entsteht ein Stau = zuviel Energie, an einem anderen Ort fließt nur noch ein dünnes Rinnsal = zu wenig Energie. Erst wenn das Hindernis weggräumt wird, verteilt sich das Wasser wieder gleichmäßig. Solch ein Hindernis iim Energiefluß führt im übertragenen Sinne zu einer körperlichen Erkrankung; auch psychische Probleme können einen Stau im Energiefluß bewirken.

Doch die Natur ist eine weise Schöpferin. Sie hat den Körper mit vielen Reflex- und Durchblutungspunkten, also Energiepunkten auf der Haut des Körpers ausgerüstet, die sozusagen »hot lines« zu den einzelnen Teilen des Organismus darstellen. Übertra-

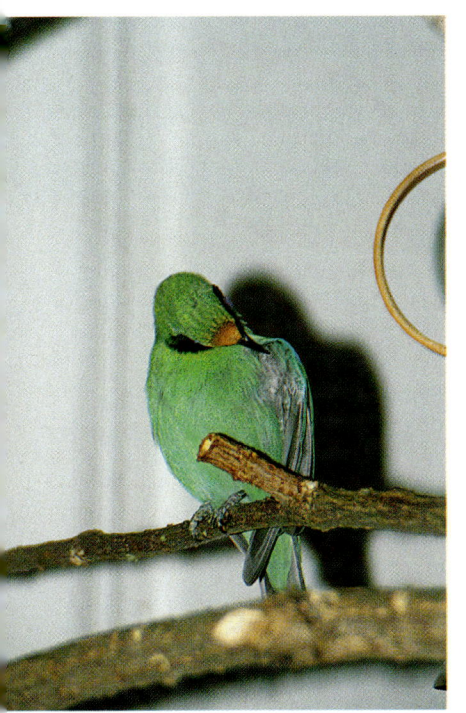
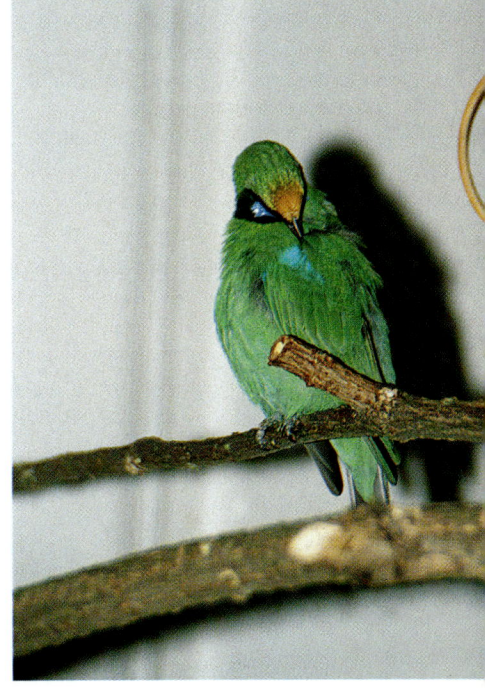

Kraulschule

gen auf das Bild der Flußlandschaft entsprechen diese Energiepunkte den Wächtern an den Flußufern, die sich gegenseitig mitteilen, wie die »Verkehrslage« auf den Flüssen ist. Dieses Bild erleichtert auch die Vorstellung davon, wie Krankheit entsteht und wie eine Heilung durch Beseitigung der Blockaden im Energiefluß möglich ist.

Wer das Kraulen eines zahmen Vogel nicht dem Zufall überläßt, sondern gezielt die Energiepunkte stimuliert, erreicht mehrere Ziele zugleich:
- Der Vogel verliert die Angst vor Ihren beweglichen Fingern.
- Der Vogel lernt Ihre Finger als Energiespender kennen.
- Der Vogel akzeptiert Sie als Kraulpartner.
- Sie erleben wunderschöne Minuten der Vertrautheit mit Ihrem Vogel.
- Sie erlernen die beste Gesundheitsvorsorge für Ihren Vogel.
- Sie haben einen emotional ausgeglichenen Vogel.

Die sechs goldenen Regeln des Kraulens

1. Kraulen Sie am Nachmittag oder Abend. Morgens sind die Vögel viel zu agil oder gar agressiv, denn sie haben nach der Nachtruhe Bewegungsdrang. Wählen Sie deshalb eine Zeit vor dem Schlafengehen des Vogels.
2. Kraulen Sie immer mit der Fingerkuppe, wenn Ihr Vogel allem Anschein nach gesund ist. Ist der Vogel klein, nehmen Sie Ihren kleinsten Finger.
3. Nur wenn Ihr Vogel sich unwohl fühlt oder kank ist, massieren Sie die Energiepunkte vorsichtig mit dem Fingernagel.
4. Kraulen Sie sehr sanft. Denken Sie nicht an Gesundheit, sondern an Zärtlichkeit. Wenn Sie sanft und zärtlich massieren, haben Ihre Hände und Finger mehr Energieausstrahlung!
5. Kraulen Sie immer auf beiden Körperseiten des Vogels, weil die Energiepunkte beidseitig liegen und die Energie stets den gesamten Organismus durchfließen soll.
6. Massieren Sie immer von oben nach unten. Beginnen Sie an Kopf und Hals und enden Sie an Beinen und Füßen.

Vögel haben einen sehr aktiven, schnellen Stoffwechsel. Das ist für das Kraulen ein großer Vorteil, weil schon ein paar Sekunden Behandlung beim Vogel soviel bewirken wie zwanzig Minuten Akupressur beim Menschen oder Säugetier. Nur wenn der Vogel krank ist, sollte die Behandlung der Energiepunkte ein bis zwei Minuten dauern.

Erste Lektion: Die Hand als Energiespender

Bei dieser ersten Übung sollen Sie die Wärme und Energie Ihres Vogels spüren und der Vogel Ihre Hand – noch ohne direkte Berühung – kennenlernen.

Machen Sie eine langsame Aufwärtsbewegung etwa 10 cm vom Vogelrücken entfernt vom Schwanzende hinauf zum Kopf. Das Erstaunliche ge-

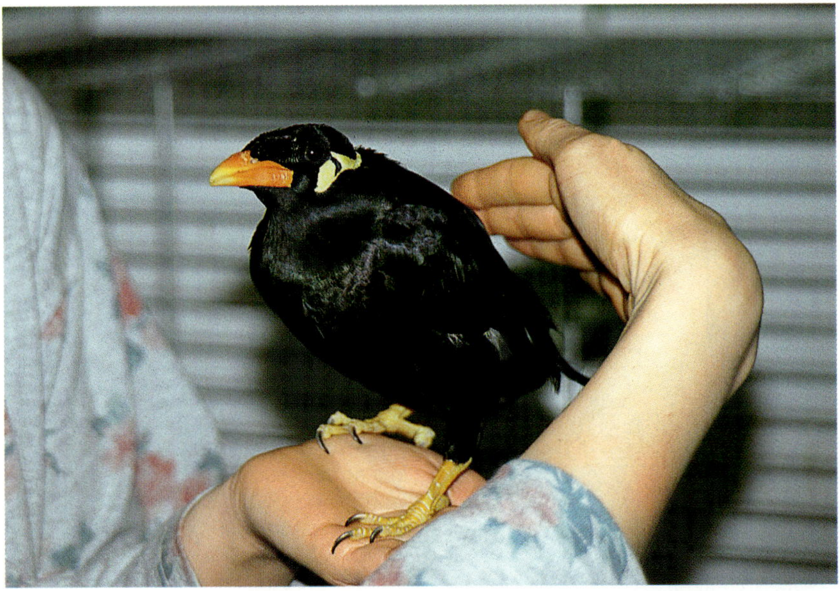

Die Hand als Energiespender

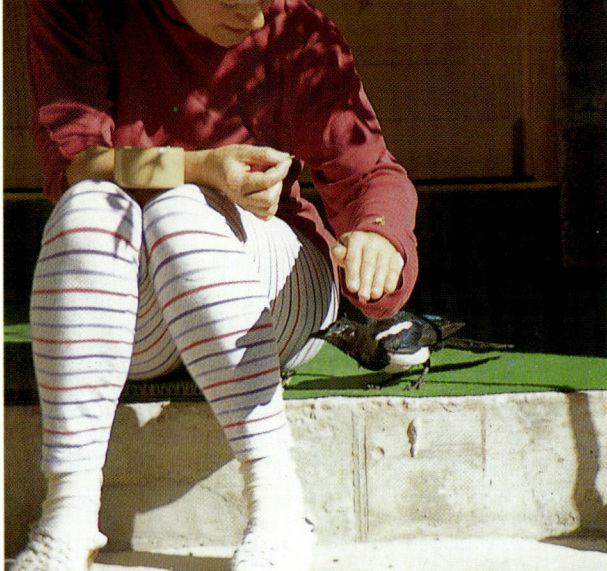

Oben: Der Kontakt ohne Berührung lehrt den Vogelhalter die Energie des Vogels zu spüren, die vom Rücken ausgeht.

Unten: Auch wilde Vögel verlieren ihre Angst, wenn sie die Greifhand des Menschen als Energiespender erleben.

Kraulschule

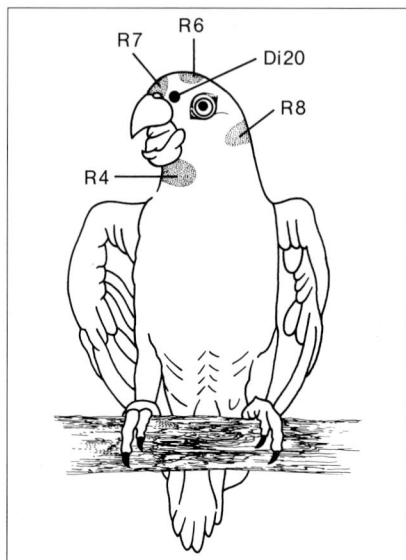

Die meisten Reflexpunkte, die den Vogel stimulieren, befinden sich am Kopf. Dort werden Papageien gerne gekrault.

schieht: Sie spüren plötzlich in Ihrer Hand die Energieabstrahlung des Vogels durch den Eindruck von Hitze, Wärme, Kühle oder sogar Kälte. Und der Vogel lockert jedesmal sein Gefieder – besonders das Kopfgefieder –, wenn Sie von unten nach oben streichen.

Bei der zweiten Übung bieten Sie Ihre Hand und Ihre Finger als trittfesten Ast an. Ein Ast verläuft immer quer zu den Füßen des Vogels, deshalb sollten Sie niemals die Hand oder einen Finger frontal auf den Vogel zu bewegen, denn er faßt das als Bedrohung auf. Bieten Sie Ihren Arm wie einen Ast an, dann die Hand und schließlich einen Finger als Ast. Der stärkste Ast für den Vogel ist übrigens Ihre Schulter!

Zweite Lektion: Das Kraulen am Kopf

Das Kraulen am Kopf ist der beste Einstieg in das Wechselspiel aus Wohlgefühl, Vertrauen in Ihre Hände und Balance der Energien. Kraulen Sie mit Daumen und Zeigefinger und heben Sie ganz minimal die Kopfhaut an bzw. ziehen Sie äußerst sanft an den Federn über den Energiepunkten. Imitieren Sie, was der Vogel bei seiner Gefiederpflege tut.

Noch ein kleiner Hinweis zu den Kraulpunkten: Sie gehören teilweise zu den Akupunkturpunkten, teilweise zu bestimmten Durchblutungszonen, die mit Buchstaben und Ziffern benannt sind. **R6** ist zum Beispiel die Kurzform für »Reflexpunkt Nr.6«, **Di20** steht für»Dickdarmpunkt Nr. 20«. Manche Punkte haben auch einen Namen, wie zum Beispiel »Atempunkt« oder »Fußteiler«.

Wir beginnen mit der kleinen Zone mitten auf dem Kopf (**R6**). Sie wird bei der sozialen Gefiederpflege am häufigsten mit dem Schnabel bearbeitet. Dieser Energiepunkt ist die zentrale Schaltstelle für Herz, Gallenwege und Lungen, und es ist der wichtigste Durchblutungspunkt des Organismus. Der Vogel läßt sich hier gerne und ausgiebig kraulen. Wenn Sie den Punkt immer wieder in Ihr Kraulprogramm aufnehmen, werden Lebensenergie (Herz), Entgiftung (Leber und Gallenwege) und Atemenergie (Lungen und Luftsäcke) positiv beeinflußt. Ist der Vogel krank, so kann dieser Punkt als rettender Überlebenspunkt fungieren.

Direkt über dem Schnabel befindet sich ein sehr wichtiger **Reflexpunkt (R7)**, der zugleich die Durchblutung

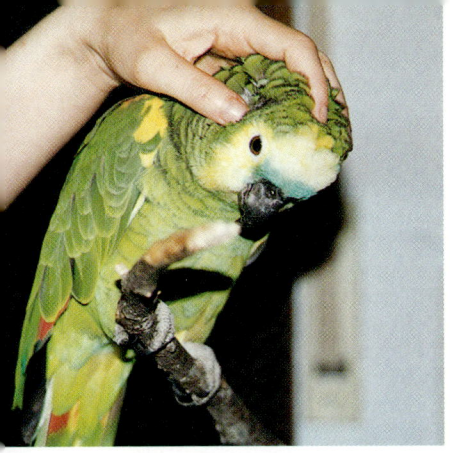

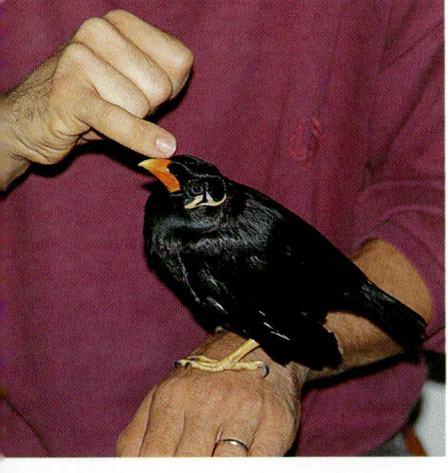

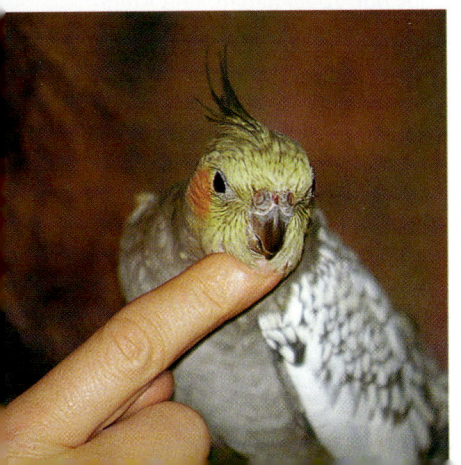

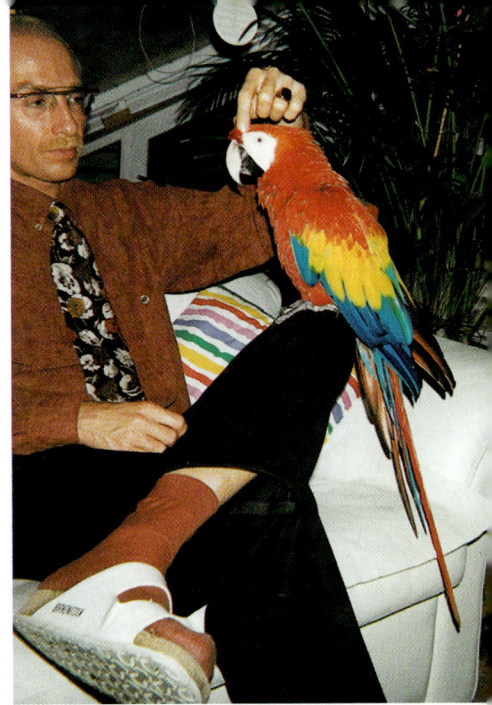

Links oben: Papageien spreizen bereitwillig das Gefieder und genießen das Kraulen der Reflexzonen am Kopf – hier R6 und R4.

Rechts oben: Dieser Ara liebt es, wenn die »Nasenpunkte« R7 und Di20 gekrault werden. Das hält Magen und Darm gesund.

Mitte links: Beo »Vögelchen« hält gerne still, wenn seine Nasenpunkte (Di20) vorsichtig mit dem kleinen Finger gekrault werden.

Links unten: Nymphensittich »Micki« liebt es, wenn man das Energiezentrum R4 für Schilddrüse, Magen und Darm stimuliert.

Kraulschule

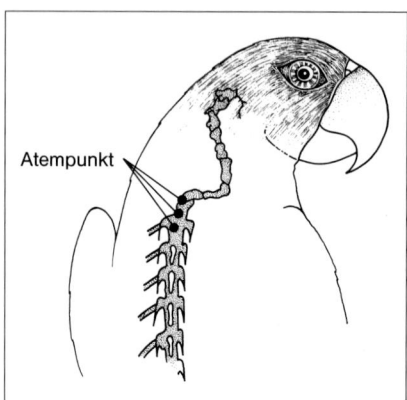

Den dreifachen Atempunkt besitzen nur Vögel. Er steuert das komplizierte Atemsystem mit Lungen und Luftsäcken.

des Drüsen- und Kaumagens und des Dickdarms fördert, aber auch im Falle von verstopften Nasenlöchern hilft. Diese Zone sollten Sie regelmäßig kraulen, weil der Vogel dann das natürliche Hungergefühl behält und Sie ein Gefühl dafür bekommen, wieviel Futter Ihr Vogel wirklich braucht.

Genau über den Nasenlöchern liegen zwei weitere Punkte (**Di20**), die zwar für den Dickdarm zuständig sind, aber auch die Nase von Sekret befreien. Sie sind regelrechte »Nasenöffner«.

Papageien und Sittiche lieben es sehr, unter dem Schnabel am Hals gekrault zu werden. Sie strecken meist bereitwillig den Hals, damit man diese Stelle gut erreichen kann. Hier handelt es sich um ein mächtiges Energiezentrum (**R4**), das nicht nur die Schilddrüse stimuliert, sondern auch Atem, Verdauung und Ausscheidung. Genau wie der Reflexpunkt mitten auf dem Kopf (**R6**) ist dies eine zentrale Schaltstelle im Energiehaushalt.

Ein weiterer Reflexpunkt ist bei Vögeln sehr beliebt, nämlich das Kraulen am Hinterkopf – genau dort, wo der Schädel auf der Halswirbelsäule aufsitzt (**R8**). Ein gelenkiger Papagei kann sich übrigens durchaus selbst mit dem Fuß dort kraulen. Dieser Reflexpunkt steht mit der Herz- und Nierenenergie im Zusammenhang. Die Nieren stehen energetisch für Kreativität. Wenn die Nieren durch chemische Präparate beschädigt werden, leidet nicht nur die Giftausschwemmung. Es leiden vor allem die Kreativität und damit auch die Sexualität. Unfruchtbare Männchen und Weibchen haben fast immer Nierenprobleme. Die Nierenenergie kann sehr schnell beeinträchtigt werden, wenn der Vogel keine Beschäftigung hat und keine Farben um sich herum zu sehen bekommt, aber sie wird auch schnell aktiviert. Dazu bedarf es der Farben und der Abwechslung. Wer den **Hinterkopf-Reflexpunkt** (**R8**) in sein Kraulprogramm integriert, schützt damit auch die heikle Nierenenergie und Herzenergie des Vogels.

Wenn Sie vom Hinterkopf des Vogels weiter nach unten am Hals entlang streichen, stoßen Sie auf den mächtigsten Energiepunkt, den übrigens nur Vögel haben: den **Atempunkt**. Er ist zuständig für die Lungen- und Luftsacktätigkeit und sorgt dafür, daß die Atemluft optimal genutzt wird. Bei Vögeln, die wenig oder keine Flugmöglichkeiten haben, leidet die Lungenenergie und in der Folge sofort das Immunsystem. Besonders Papageienvögel genießen die sanfte Stimulation dieses starken Energiepunktes sehr – vor allem, wenn man dabei etwas an den Nackenfedern zieht und sie durch die Finger gleiten läßt.

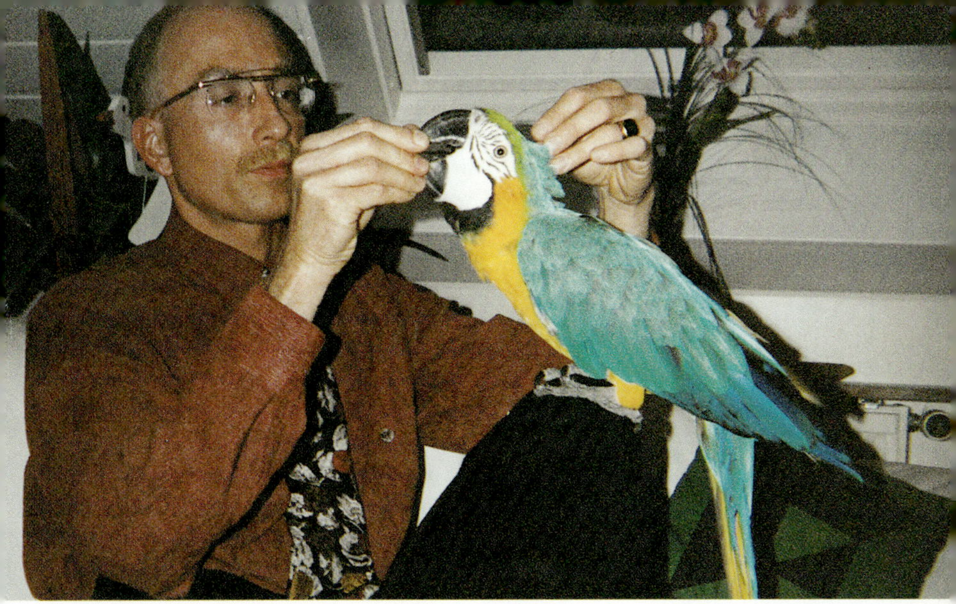

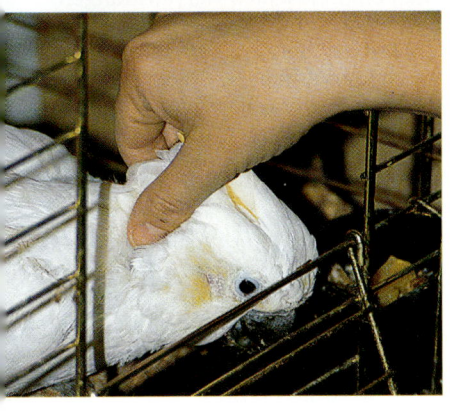
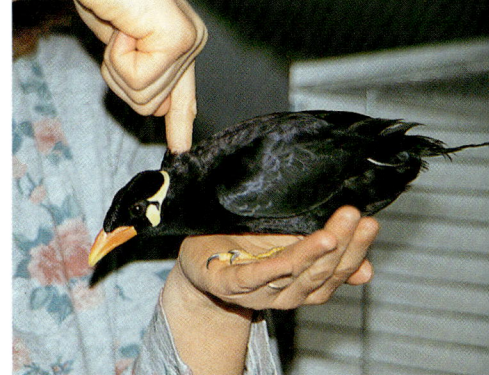

Oben: Gelbbrustara »Picasso« läßt sich gerne den Reflexpunkt für Herz und Niere (R8) am Hinterkopf kraulen.
Mitte links: Erster Schritt zum Vertrauensverhältnis: Orangehauben-Kakadu »Tom« erlaubt das Kraulen am Hinterkopf.
Mitte rechts: Den »Atempunkt« am Ende der Halswirbelsäule gibt es nur beim Vogel.
Rechts unten: Krault man ihren Magenpunkt (Ma6), so wird Nymphensittich »Micki« ganz zärtlich.

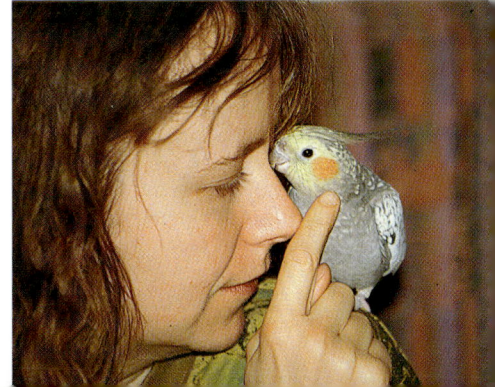

Kraulschule

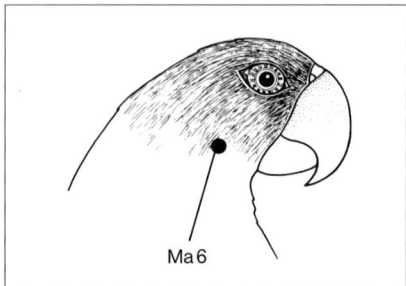

Der Magenpunkt am äußeren Rand des Unterkiefers ist bei allen zahmen Vögeln ein beliebter Kraulpunkt.

Ein anderer Lieblingspunkt ist der **Magenpunkt (Ma6)** direkt unten am Unterkieferknochen, dort, wo der Knochen etwas spitz herausragt. Nymphen- und Wellensittiche oder Papageien genießen es sehr, wenn man sie dort krault. Das ist auch verständlich aus der Sicht der Energie, die von diesem Magenpunkt ausgeht, denn er ist ein sehr zentraler Punkt. Wenn wir wieder unser Bild der Flußlandschaft nehmen, dann ist es so, als säße hier ein Wächter auf einem Hügel, mit einem Fernrohr bewaffnet, und schaute, ob alle Flußläufe genügend Wasser führen und hindernisfrei sind. Wenn man den Vogel an diesem Magen-Wächterpunkt sanft krault, sorgt man, bildlich gesprochen, für eine klare Sicht durch das Fernglas. Wenn Sie mit diesem Wissen Ihren Vogel beim Kraulen dieses Punktes beobachten, dann werden Sie feststellen, daß er an einigen Tagen gar nicht genug davon bekommen kann, an anderen Tagen dagegen wenig Interesse zeigt. Hierbei bedeutet das längere Kraulbedürfnis nur einen längeren Energie-Check und nicht, daß dem Vogel unwohl ist. Es ist eher so zu verstehen, daß der Vogel seine »Batterien« neu auflädt, und das kann mal länger, mal kürzer dauern – je nachdem, wieviel Energie verbraucht wurde. Massieren Sie auf beiden Kieferseiten diesen Magenpunkt so lange und so oft, wie Ihr Vogel es mag.

Dritte Lektion:
Das Kraulen am Fuß

Wenn der Vogel sich an das Kraulen im Kopfbereich gewöhnt hat, läßt er Sie eines Tages auch an seine Füße. Dort ist er allerdings sehr empfindlich und heikel, da die Füße von zahlreichen empfindsamen Nervensträngen durchzogen sind.

Zwischen den vier Zehen eines Vogels befindet sich jeweils ein Energiepunkt. Diese sogenannten **Fußteiler** dienen der Nervenentspannung und regulieren das Blut. Durch eine sanfte Massage dieser vier Punkte beugt man Erkältungskrankheiten vor und sorgt für eine gute Durchblutung.

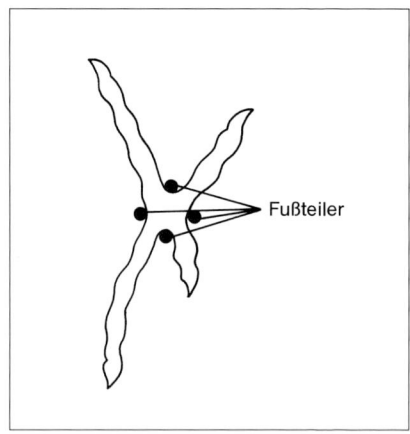

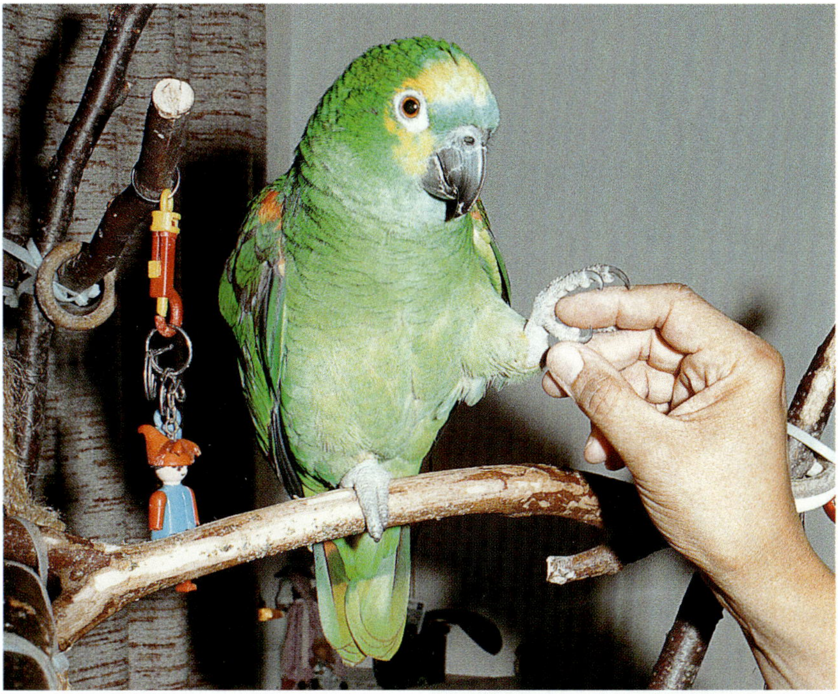

Das Kraulen am Fuß

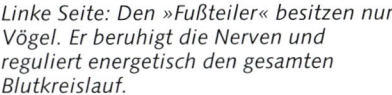

Oben: Die quirlige Blaustirnamazone
»Cora« wird ganz entspannt, wenn ihre
Fußpunkte sanft massiert werden.

Rechts: Vögel sind die besten Lehrmeister! »Fips« zeigt, wie entspannend
die Berührung des »Fußteilers« ist.

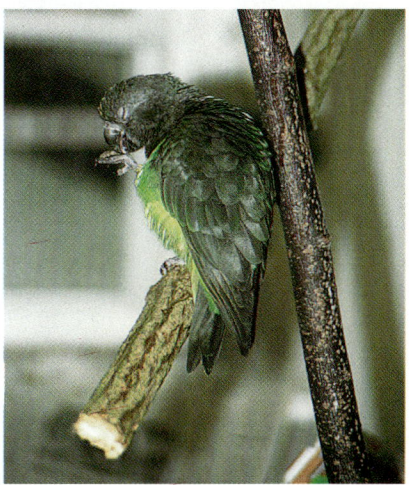

Linke Seite: Den »Fußteiler« besitzen nur
Vögel. Er beruhigt die Nerven und
reguliert energetisch den gesamten
Blutkreislauf.

Kraulschule

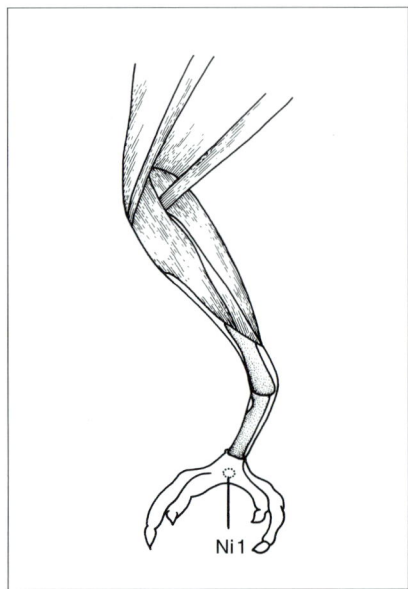

Einer der Notfall-Kraulpunkte befindet sich unter der Fußsohle.

Ein weiterer, äußerst wichtiger Fußpunkt ist der **Nierenpunkt (Ni1)** direkt unter der Fußsohle.

Wer immer wieder einmal den Nierenpunkt zwischen Daumen und einem anderen Finger massiert, stabilisiert die Nierenenergie seines Vogels. Dieser einfache Punkt stärkt z. B. das Herz und die Leber, beruhigt die Nerven und verteilt gewissermaßen die Lebensenergie im gesamten Organismus. Sollte Ihr Papagei oder Ihr kleiner Wellensittich doch einmal Durchfall bekommen, dann massieren Sie sofort an beiden Füßchen den Nierenpunkt. Er dient auch als Notfall- und Überlebenspunkt, das heißt seine Stimulation kann in Notsituationen sogar das Leben Ihres Vogels retten!

Vierte Lektion: Das Kraulen am Fußgelenk

Wenn man den Vogelfuß aufwärts betrachtet, kommt man zum Fußgelenk. Hier befinden sich einige Energiepunkte, die als Vorbeugung gegen viele Krankheiten massiert werden können. Einige Punkte liegen innen, andere außen am Gelenk. Beginnen wir mit den Punkten, die außen liegen und durch die Seitenansicht des Fußes sichtbar werden.

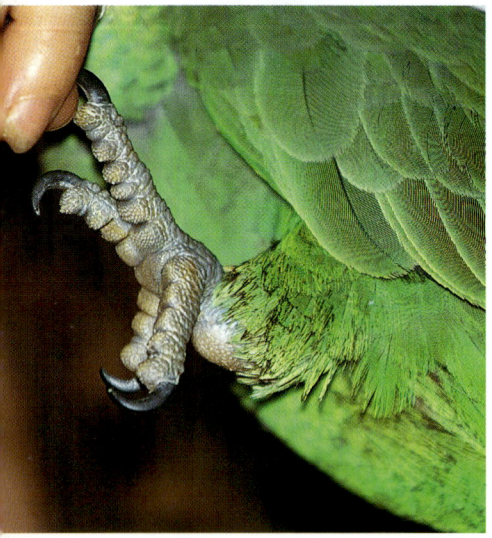

Links: Direkt auf der Fußsohle liegt der Nierenpunkt (Ni1), der außerdem Herz und Leber beeinflußt.

Rechte Seite: Der Nierenpunkt Ni1 ist ein Überlebenspunkt, der in Notfallsituationen kräftig mit dem Fingernagel massiert wird.

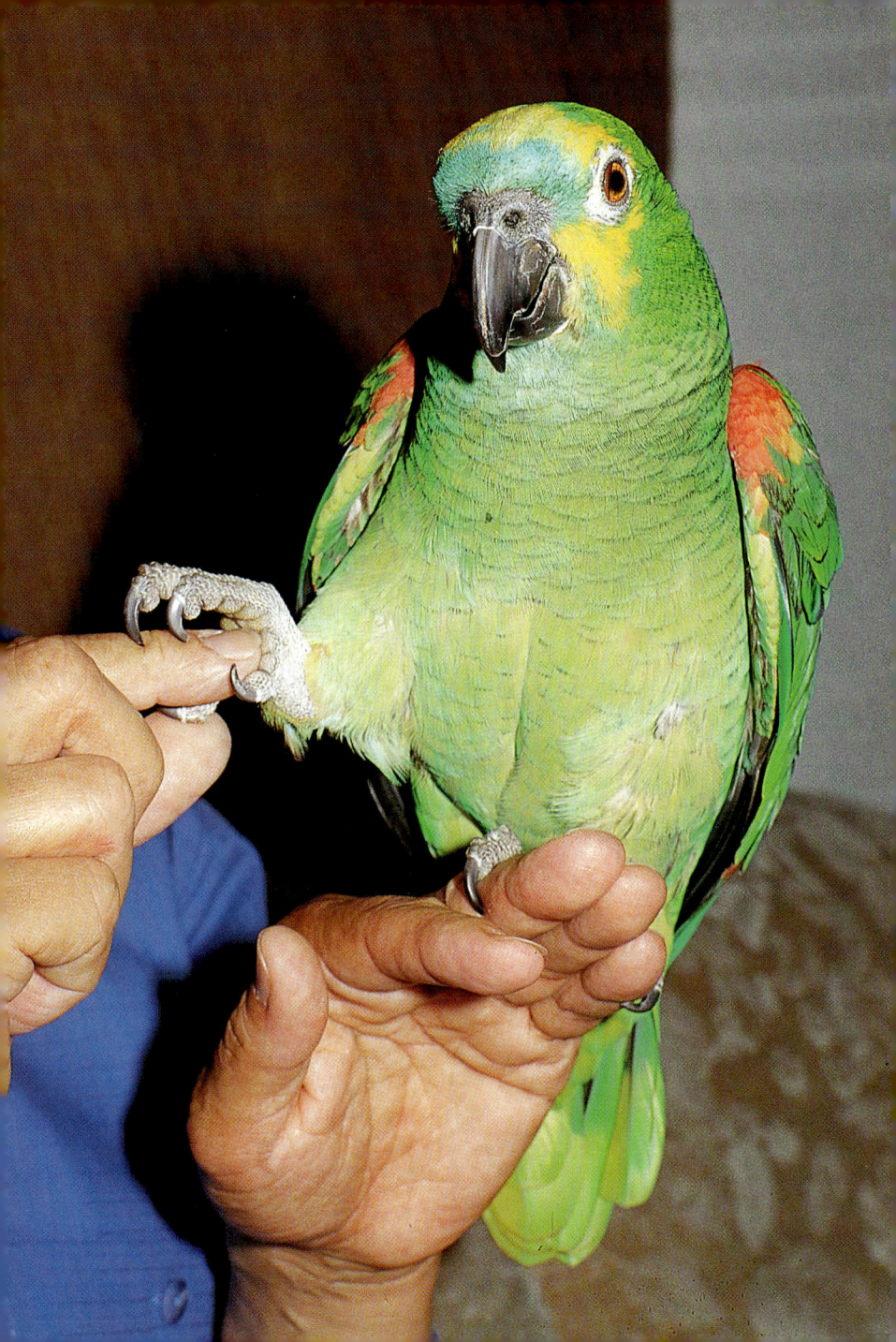

Kraulschule

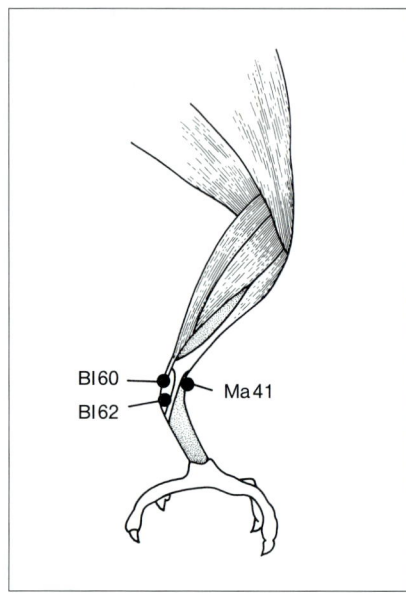

Der Magenpunkt stimuliert Verdauung, Blasenpunkte und Ausscheidung.

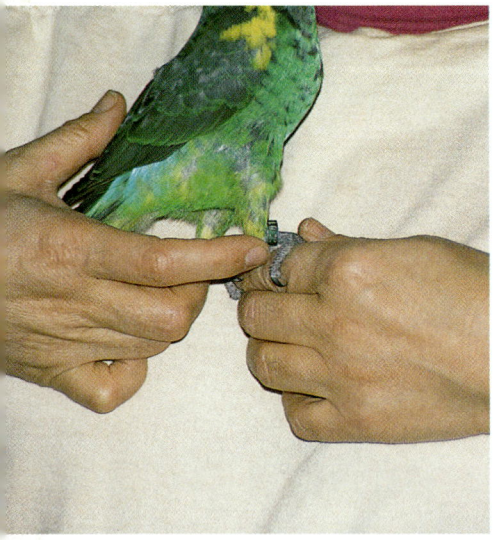

Direkt in der Gelenkbeuge, wenn man von vorne an der längsten Kralle hochstreicht, liegt ein **Magenpunkt** (**Ma41**), den es nur beim Vogel gibt. Die Wirkung dieses Punktes kann man sich vorstellen wie einen Kochtopf, unter dem ein gehöriges Feuer brennt, damit die Suppe gut kocht. Deshalb heißt dieser Magenpunkt auch »Feuerpunkt«, weil er Drüsen- und Kaumagen so richtig anfeuert zu guter Verdauungsarbeit.

Wenn Ihr Vogel einen Fußring trägt, müssen Sie diesen zunächst vorsichtig nach oben schieben. Reiben Sie auf diesem Punkt mit dem Daumen leicht hin und her; wenn der Vogel sehr klein ist, nehmen Sie den kleinen Finger mit ein wenig Nagelanteil und massieren Sie in winzigen Kreisbewegungen. Dieser Magenpunkt stärkt nicht nur die Magenenergie, sondern hilft auch vorbeugend sowie als Behandlung bei Fieber, Entzündungen und Schmerzen in den Gelenken und bei Erkältung.

Zwei eng beieinander liegende Punkte außen am Fußgelenk heißen **Blasenpunkte** (**Bl60** und **Bl62**), weil sie die Ausscheidung der wasserlöslichen Abfallprodukte steuern. Diese beiden Punkte haben die Funktion eines »Straßenfegers«: Sie räumen alles aus dem Weg, was den Fluß der Lebensenergie behelligen könnte. Kaum ein anderer Kraulpunkt ist so hilfreich in der Gesundheitsvorsorge wie dieser Doppelpunkt! Der obere Punkt hat außerdem einen »guten Draht« zum Herzen.

Rechte Seite: Am Fußgelenk innen werden Milz und Nieren stimuliert.
Links: Die Blasenpunkte (Bl60, Bl62) wirken im Vogelorganismus wie »Straßenfeger«.

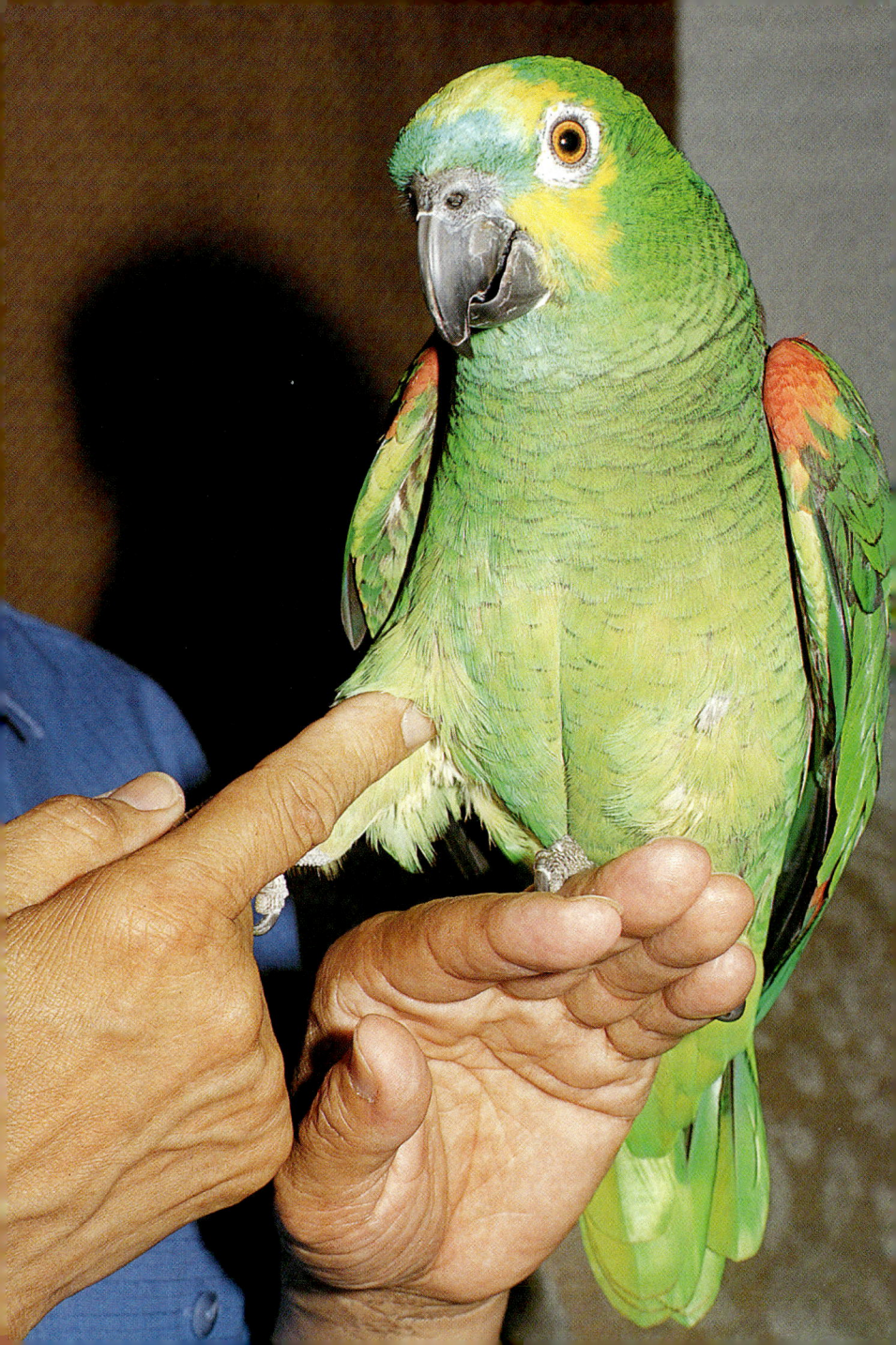

Kraulschule

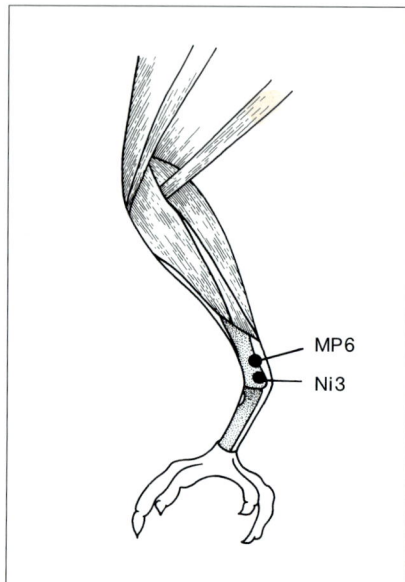

Fruchtbarkeit und Kreativität werden durch Kraulen dieser Energiepunkte angeregt.

Sollten Sie ein Papagei- oder Sittichweibchen haben, dann beugen Sie durch diese Kraulpunkte der Legenot vor. Ein alter Vogel kann schon einmal Rücken-, Flügel- oder Nackenschmerzen haben; in diesem Falle dienen die beiden Punkte der Entspannung.

Betrachtet man jetzt den Fuß von innen, so befindet sich hier direkt über dem Gelenk wieder ein Doppelpunkt: Der untere von diesen beiden Punkten stimuliert die **Nierenenergie (Ni3)**, der obere die **Milz (MP6)**. Man kann sich die Vogelnieren wie zwei kleine Quellen vorstellen. Sie sollten munter sprudeln als Zeichen der Lebensenergie und dabei das Gift aus dem Körper spülen. Durch das sanfte Kraulen innen am Gelenk regt man genau diese Aufgabe der Nieren an. Abgesehen von dieser positiven, vorbeugenden Wirkung, ist die Massage dieses Nierenpunkts sehr hilfreich, wenn ein Vogel unfruchtbar zu sein scheint.

Der obere Punkt (**MP6**) ist eines der mächstigsten Energiezentren im Vogelorganismus: Er versorgt nicht nur die Milz und die Bauchspeicheldrüse mit Energie, er steht auch in enger Verbindung mit Leber und Nieren. Man kann ihn mit einem Dirigenten vergleichen, der ein Orchester zu einem harmonischen Klang vereint. Und weil dieser Energiepunkt so vielfältige Aufgaben erfüllt, nennt man ihn auch den »Meisterpunkt des Unterbauchs«.

Wenn Sie also Ihren Vogel innen am Fußgelenk sanft kraulen, dann sorgen Sie vorbeugend dafür, daß die Bauchorgane wie in einem guten Orchester harmonisch zusammenarbeiten. Dieser Meisterpunkt wirkt auch sofort, wenn die Durchblutung einmal nicht optimal sein sollte, wenn der Kot unverdaute Teile enthält, wenn ein Fuß nicht gut bewegt werden kann, bei Legenot und bei verengter Kloake.

Fünfte Lektion: Das Kraulen am Knie

Direkt unter dem Kniegelenk liegt außen ein **Magenpunkt (Ma36)**. Das ist ebenfalls ein Meisterpunkt, dessen Aufgabe darin besteht, die Organe des Oberbauchs in Harmonie zu bringen. Er stimuliert, wie der Name sagt,

Rechts: Goldbugpapagei »Fips« genießt das Kraulen außen am Knie, wodurch die Leber- und Gallenenergie angeregt wird.

Das Kraulen am Knie

zunächst einmal die Magenenergie, doch er steht auch in enger Verbindung mit Milz, Darm und Blutkreislauf – und er sorgt für Harmonie im Blut selbst. Das Blut ist ja nicht nur ein roter Saft, der durch die Adern fließt. Es dient vor allem dem Transport von Lebensenergie und Nährstoffen. Wird der Meister-Magenpunkt unter dem Knie immer wieder ins Kraulprogramm einbezogen, so stärken Sie dadurch den ganzen Körper, denn das Blut gelangt bis in jede Zelle.

Sollte Ihr Vogel einmal unter Verdauungsbeschwerden wie Durchfall oder Erbrechen leiden oder seine Spielfreude eingebüßt haben, dann können Sie diese Disharmonie durch Akupressur dieses Meisterpunktes im Oberbauch aufheben

Seitlich am Knie befindet sich ein **Gallenpunkt (Gb33)** Er entspricht in unserem Bild der Flußlandschaft einem Wächter, der sehr energisch alle

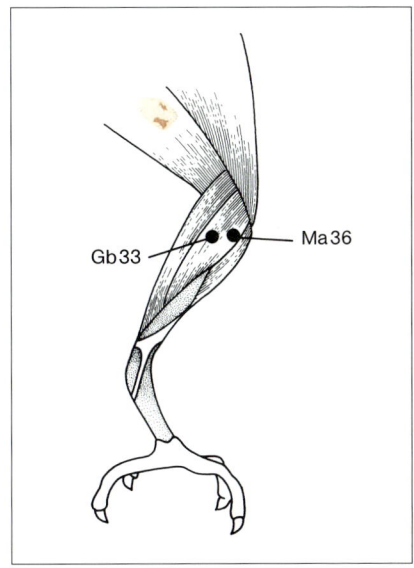

Der Stoffwechsel wird durch Kraulen dieses Gallen- und Magenpunkts ausgeglichen.

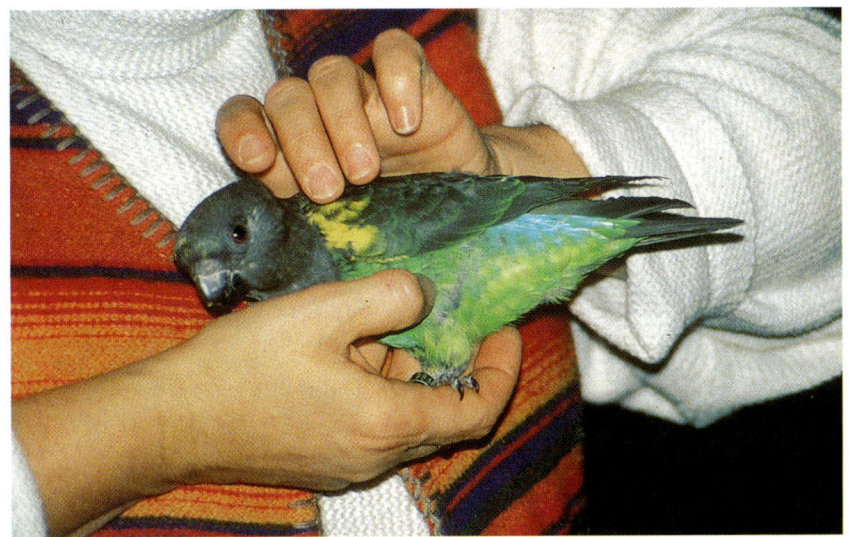

Kraulschule

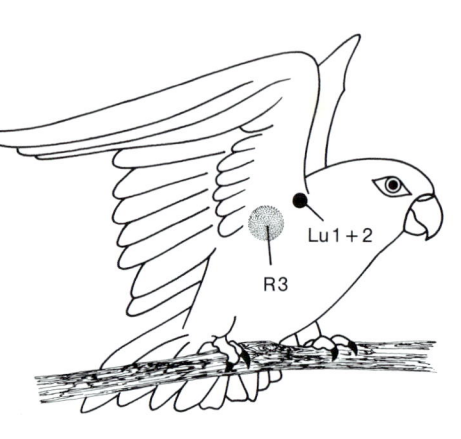

Die Milz-Reflexzone und die Lungenpunkte sind beliebte Kraulstellen bei Kakadus, Aras und Großpapageien.

Milz und Lunge werden durch Kraulen der Punkte R3 und Lu1 und 2 angeregt.

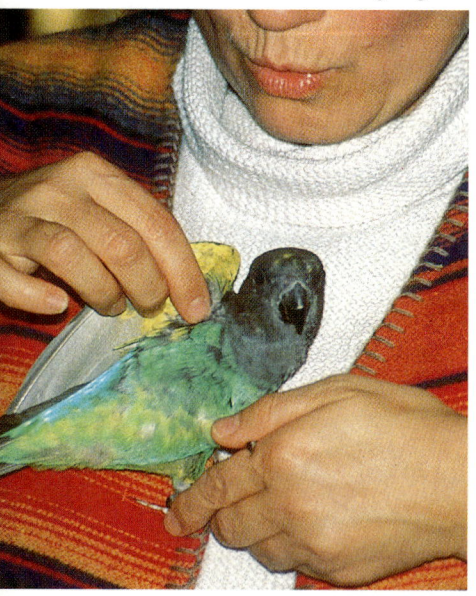

Hindernisse auf dem Strom der Gallenenergie aus dem Weg räumt und zusätzlich ein Auge auf die Leberenergie hat. Er sorgt also dafür, daß sein Flußarm nicht zu turbulent fließt, sondern sanft. Dieser Kraulpunkt hält auch einen ungestümen, temperamentvollen und dominanten Vogel in Schach. Er wird zwar nicht zum Lamm, aber er handelt auch nicht mehr völlig unkontrolliert. Manche Vögel haben einfach zuviel Energie, weil sie nicht ausgiebig fliegen können. Sie brauchen unbedingt soviel Bewegungsfreiheit wie möglich und dazu das sanfte Kraulen dieses Gallenpunktes, der die Nerven beruhigt.

Sechste Lektion: Die Körperzonen

Besonders Kakadus lieben es über alles, unter dem Flügel gekrault zu werden. Dort befinden sich auf jeder Seite zwei bedeutende Energiezonen. Unmittelbar am Gelenk liegt ein **Lungen-Doppelpunkt** (**Lu1** und **Lu2**), der für die Lungenenergie und für das gesamte Atemsystem zuständig ist. Diesen Punkt sollte man sich besonders gut merken, weil er der wichtigste »Anti-Angst-Punkt« des Vogels ist. Gleich unterhalb des Schulterblatts, ganz in der Nähe des Lungendoppelpunktes, befindet sich eine kleine **lymphatische Reflexzone** (**R3**), die die Milz und die Bauchspeicheldrüse beeinflußt.

Kakadus sind einerseits hochsensible, ängstliche und andererseits kreative, verspielte und fast draufgängerische Vögel. Kraulen Sie Ihren Vogel unter dem Flügel, solange er will. Er kann dann besser atmen und dankt

Die Körperzonen

es Ihnen mit größerer Ausgeglichenheit.

Die beiden größten lymphatischen Reflexzonen liegen rechts und links direkt auf dem Brustmuskel. Die linke Zone (**R1**) ist für die Magenenergie zuständig und die rechte Zone (**R2**) beeinflußt die Leber. Beide Zonen sind empfindlich, aber wenn ein Vogel Probleme im Magen- oder Leberbereich hat, drückt er sich regelrecht gegen Ihre Finger, wenn Sie ihn dort kraulen. Wer einen jungen Vogel an sich gewöhnen will, sollte ihn an die Berührung dieser Körperzonen gewöhnen. Das hat den unschätzbaren Vorteil, daß man über den sanften Körperkontakt viel früher spürt, wenn beispielsweise die Leber zu fett, geschwollen oder überempfindlich ist.

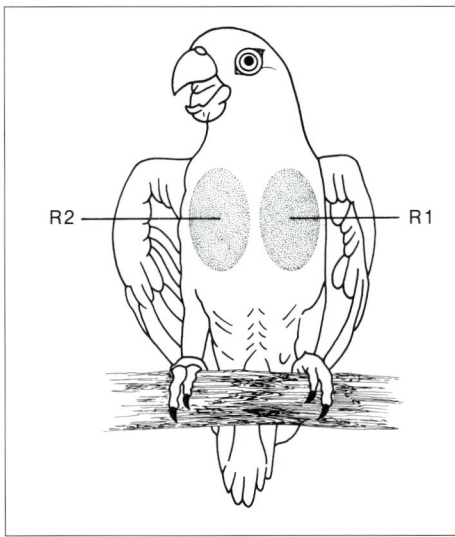

Der Brustmuskel ist bei Vögeln wichtig. Rechts liegt die Magenzone.

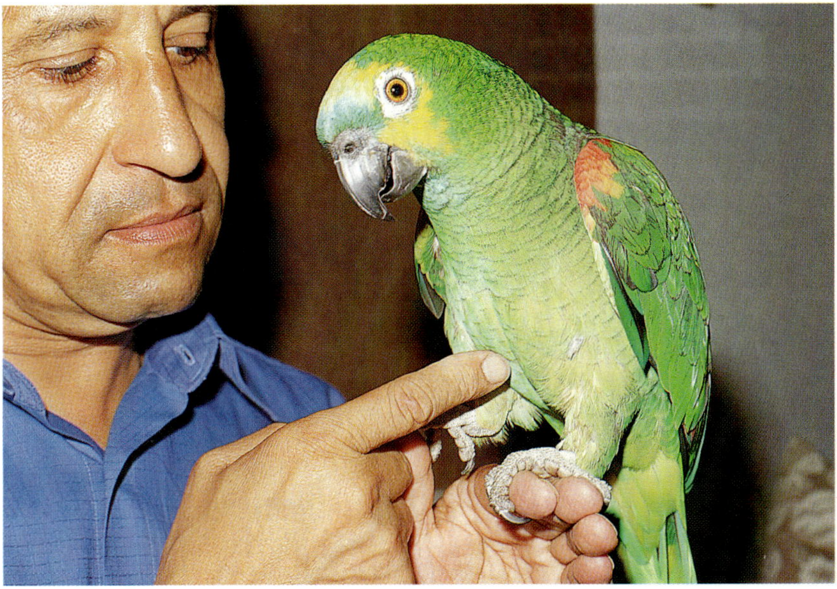

Die größten Reflexzonen für Magen und Leber sind auf dem Brustmuskel.

Kraulschule

Die wichtigsten Kraulpunkte auf einen Blick

Die mit einem Sternchen versehenen Kraulpunkte sind besonders leicht zu finden; sie sind ideal, um das Zutrauen eines Papageienvogels zu gewinnen.

Punktname	Körperzone	Wirkung
R6*	mitten auf dem Kopf	auf Herz, Lunge, Gallenwege; **Überlebenspunkt!**
R7*	direkt über dem Schnabel	Durchblutung des Magens
R4*	unter dem Schnabel	Atemsystem, Verdauung, Ausscheidung
R8*	am Hinterkopf	Herz und Niere
Ma6*	seitlich auf dem Unterkiefer	Magen
Ni1	direkt auf der Fußsohle	Niere; **Überlebenspunkt!**
Bl60, 62	außen am Fußgelenk	Flüssigkeitshaushalt, Herz
Ma36	unter dem Kniegelenk	Magen, Milz, Därme, Blutkreislauf
Gb33	seitlich am Knie	Gallenwege, Nervenberuhigung
Lu1,2 *	unter dem Flügel am Oberarmgelenk (Flügelansatz)	Atemsystem; **Lieblingspunkt bei Kakadu und Aras!**
R3*	unter dem Flügel am Oberarmgelenk	Milz, Bauchspeicheldrüse; **Lieblingszone bei Kakadu und Aras!**
R1	linke Brustseite	Magen
R2	rechte Brustseite	Leber

Farbtherapie

Viele Vögel, insbesondere Papageienvögel, erreichen ein hohes Alter. Es ist ganz normal, daß im Laufe der Jahre auch einmal Unpäßlichkeiten oder Krankheiten auftreten, denn kein Immunsystem kann dauernd fit sein, und Gesundheit bedeutet ein ständiges Balancieren zwischen Körper, Geist und Seele. Wenn diese Balance gestört ist, kann eine Farbtherapie oft zur Wiederherstellung des harmonischen Gleichgewichts und damit zur Gesundung des Vogels beitragen.

Unter Farbtherapie versteht man die Bestrahlung mit farbigem Licht. Das kann zum Beispiel eine farbige Glühbirne sein, die anstelle der normalen Birne in die Lampe eingesetzt wird. Wichtig ist, daß der Vogel vollständig im farbigen Lichtschein sitzen kann; er muß aber auch den farbigen Bereich verlassen können, wenn er genug hat. Bisher hat man in der Vogeltherapie nur Rotlicht oder Infrarotlicht als Wärmequelle benutzt. Es gibt aber noch viel wirksamere Lichtfarben, die wie eine Arznei bestimmte Organe oder das Gehirn oder die Emotionen positiv beeinflußen. Der Vorteil von farbigem Licht in der Vogeltherapie ist, daß man es schon bei ersten Anzeichen von Unwohlsein einsetzen kann. Vögel sind Lichtwesen und sprechen schneller als Mensch und Säugetiere auf unterschiedliche Lichtfarben an.

Die Farben Blau und Gelb sind die wichtigsten Heilfarben für Vögel. Sie stimulieren Magen, Darm, Gehirn und Nerven.

Die Farben des Regenbogens wirken, als Therapie eingesetzt sowohl auf den Organismus wie auch auf die Psyche. Die folgende Tabelle stellt zunächst einmal die Farben vor, die beim Vogel einsetzbar sind; dann gibt sie die Farbwirkung auf den Organismus und auf die Psyche an.

Die dritte Rubrik – Einsetzen bei folgender psychischer Verfassung – zeigt, bei welchen Gemütszuständen des Vogels welche Farbe eingesetzt wird.

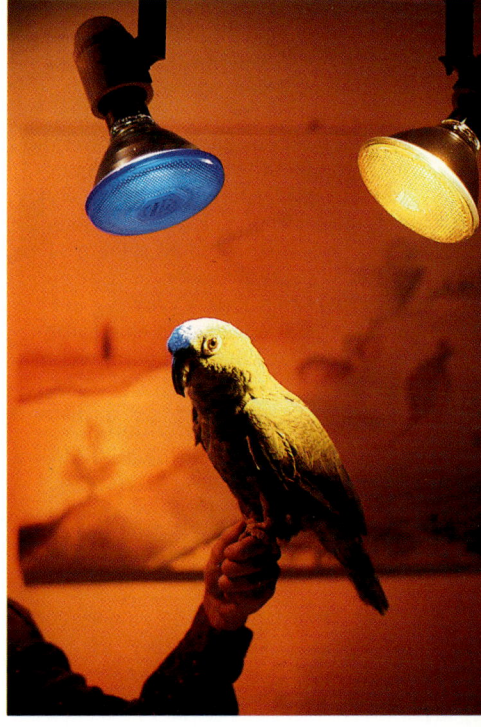

Farbtherapie

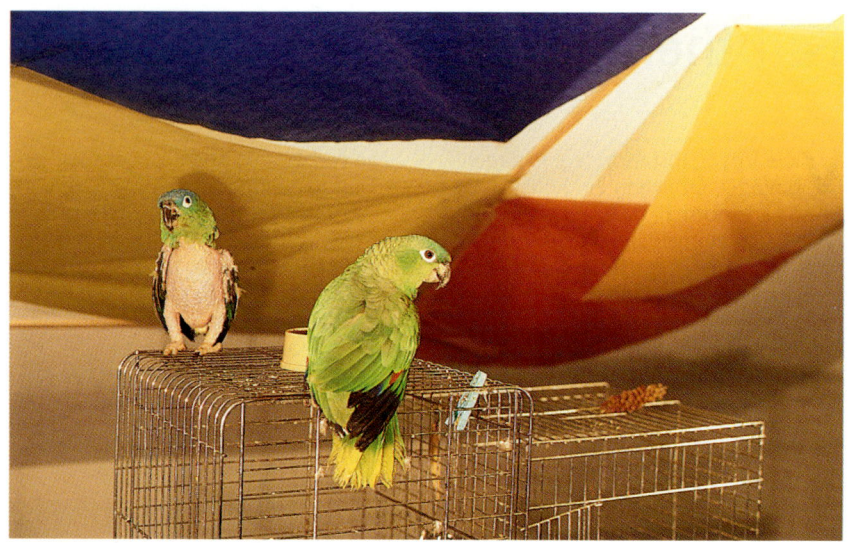

Besonders bei kranken Vögeln ist eine farbige Umgebung sehr wichtig, damit die Immunkräfte wieder zunehmen.

Hierbei geht es natürlich nicht um momentane Stimmungen oder Launen, sondern um Dauerzustände, die von der normalen psychischen Verfassung des Vogels, gemessen an seinem »Typ« (siehe S. 36), abweichen.

Die zweite Rubrik – Wirkung auf den Körper – erklärt, wie eine Farbe therapeutisch eingesetzt wird, wenn der Vogel körperliche oder organische Probleme hat.

Sie können bedenkenlos eine Farbbestrahlung durchführen, wenn Sie unsere Tips beachten!

Wie wird bestrahlt?

Die Praxis hat gezeigt, daß die Anschaffung einer teuren Farbtherapielampe mit lichtechten Glasfiltern nicht unbedingt nötig ist. Mit etwas Fantasie läßt sich die Farbbestrahlung auch anders bewerkstelligen:
– Schrauben Sie farbige Glühbirnen in eine Büroleuchte.
– Hängen Sie farbiges Drachenpapier an ein Fenster, durch das Sonnenlicht fällt.
– Hängen Sie ein farbiges Tuch im Abstand von 20 cm vor eine Stehleuchte.

> **Tips für die Farbbestrahlung**
> – Bestrahlen Sie nur etwa 30 Minuten pro Tag, und setzen Sie nicht mehr als zwei verschiedene Farben ein.
> – Verwenden Sie die Farbe Grün sehr sparsam, d. h. höchstens 15 Minuten pro Tag; eine längere Bestrahlung mit Grün sollte nur nach Rücksprache mit einem erfahrenen Therapeuten erfolgen.

Wie wird bestrahlt?

Einsatz von Farben in der Farbtherapie

Farbe	Wirkung auf den Körper	Einsatz bei folgender psychischer Verfassung
Rot	Beine Flügel Nieren Knochen Blut Kreislauf	lethargisch apathisch kreislaufschwach herzschwach
Orange	Blase Milz Nervensystem	immunschwach mangelnde Kreativität mangelnde Selbstheilungskräfte
Gelb	Magensystem Leber Pankreas Nervensystem	mangelnde Kommunikation depressiv verstummt
Grün	Herz Lunge Kreislauf Zellen	ängstlich hoffnungslos schlechtes Wachstum (Küken) schlechte Wundheilung
Blau	Schnabel Kehle Gehirn	panisch agressiv beißwütig verspannt unruhig nervös verstummt
Pink, Violett	Augen Drüsensystem Gehirn Sinnesorgane	depressiv launisch faul frustriert

Wenn Sie den ganzen Vogel in das farbige Licht tauchen wollen, sollten Sie den Abstand so bemessen, daß keine deutlich spürbare Wärmeentwicklung vorhanden ist. Es geht ja um die Farbschwingungen, nicht um die Wärme, die jede Lichtquelle erzeugt. Das gilt besonders, wenn der Vogel während der Bestrahlung im Käfig sitzt.

Heilkräuter

Grundsätzlich hat fast jede Pflanze Heilkräfte, aber manche sind nur für den Vogel genießbar, andere dagegen helfen dem Menschen. Alle Küchenkräuter wie Majoran, Thymian, Kerbel, Basilikum, Melisse, Oregano, Dill usw. kann man frisch und getrocknet jederzeit dem Vogel anbieten. Sie reinigen den Darm und die Atemorgane und wirken sehr positiv auf den Stoffwechsel. Daneben gibt es spezielle Heilkräuter, deren Wirkung so stark ist, daß man sie nur in speziellen Fällen zur Genesung einsetzt. Wir stellen ein kleines Sortiment vor, das sich als kleine Vogel-Apotheke eignet.

Wo gibt es Heilkräuter?

Wer einen eigenen Garten hat, kann sich einen Großteil der hier genannten Pflanzen selbst ziehen. Viele Kräuter werden zu Unrecht »Unkräuter« genannt, da in ihnen große Heilkräfte stecken. In einer Wildblumenwiese finden sie sich meistens von alleine ein. Davon profitieren auch alle heimischen Tierarten, denn in einem ökologisch angelegten Wildblumengarten finden sie wichtige Nahrungspflanzen.
Nun kann sich vielleicht nicht jeder eine Wildkräuterwiese anlegen, aber für eine Kräuterspirale ist in jedem Gärtchen Platz. Wenn Sie nur einen Balkon oder eine Terrasse haben, können Sie die meisten Kräuter auch in Blumenkästen oder Pflanzenkübeln säen. Zur Not tun es auch ein paar Pflänzchen auf dem Fensterbrett.

Einerlei, wo Sie Pflanzen ziehen: Vermeiden Sie Kunstdünger und chemische Schädlingsbekämpfungsmittel! Greifen Sie zu natürlichen Mitteln wie Kompost oder Brennesseljauche.
Wenn Sie die Heilkräuter lieber in der freien Natur sammeln, dann beachten Sie bitte unsere »Tips für Kräutersammler«.

Wichtige Tips für Kräutersammler
– Bitte nicht an stark befahrenen Autostraßen sammeln; die Schadstoffbelastung ist aufgrund der Abgase extrem hoch.
– Keine Pflanzen sammeln, die auf intensiv genutzten landwirtschaftlichen Flächen wachsen, da sie Pestizide und Kunstdüngerrückstände enthalten.
– Bitte nie alle Pflanzen an einer Fundstelle mitnehmen.
– Nur Pflanzen ernten, die man sicher bestimmen kann. Häufig besteht Verwechslungsgefahr mit Giftpflanzen. Beispiel: Bärlauchblätter und Maiglöckchenblätter sehen sich sehr ähnlich!
– Das Wetter sollte beim Kräutersammeln nicht zu trocken und nicht zu feucht sein; sammeln Sie nur bei schönem Wetter mit blauem Himmel.
– Warten Sie nach einer längeren Regenperiode einige Sonnentage ab, ehe Sie Kräuter sammeln.
– Vermeiden Sie Morgen- und Abendtau; die späten Morgen- und die frühen Nachmittagsstun-

Anwendung

> den sind die beste Zeit zum Kräutersammeln.
> – Sammeln Sie Kräuter nicht nach Vollmondnächten, denn die Pflanzen haben dann wenig Heilkraft.

Für die Verwendung als Tee werden die Pflanzen sofort nach der Ernte an der frischen Luft im Schatten getrocknet. Dabei müssen sie häufig gewendet werden, weil sich sonst schnell Schimmel bildet. Am besten hängt man sie an einem trockenen schattigen Ort auf. Die getrockneten Kräuter sollten lichtgeschützt, gut verschlossen und trocken aufbewahrt werden.

Fast alle Heilkräuter können Sie als Tee oder verarbeitet zu Preßsaft, Salbe oder Tinktur in Apotheken, Reformhäusern und Bioläden bekommen. Auf manchen Märkten werden sie auch frisch angeboten. Man sollte sich allerdings auf jeden Fall nach der Herkunft und der Anbaumethode erkundigen.

Wie werden Heilkräuter angewendet?

Die beste Möglichkeit, einem Vogel Heilkräuter zu verabreichen, besteht darin, sie in frischem Zustand an einen beliebten Platz zu hängen – das ist durchaus nicht immer der Käfig, wo die Futternäpfe sind! Sittiche und Papageien knabbern gerne an den Blättern und Stielen. Sie nehmen relativ wenig davon auf, aber das Wenige reicht für die Gesunderhaltung. Wenn man **frische Kräuter** verfüttert, leuchten die Farben des Gefieders und das Immunsystem wird gestärkt.

Die zweitbeste Methode der Verabreichung von Heilkräutern ist es, einen sehr schwachen **Tee** als Badewasser anzubieten. Jeder Vogel trinkt ein paar Schlückchen, bevor er badet. Papageienvögel trinken von Natur aus sehr wenig. Sie sind äußerst mißtrauisch, wenn das Trinkwasser ungewöhnlich riecht oder durch einen Teesud gefärbt ist. Wenn Ihr Vogel nicht gerne badet, dann können Sie den schwachen Teeaufguß auch in eine Blumenspritze füllen und den Vogel damit besprühen. Wenn er anschließend sein Gefieder pflegt, nimmt er winzige Mengen der Kräuteressenz auf.

Es lohnt sich, zahme Vögel gleich an die Aufnahme von Kräutern zu gewöhnen, denn wenn die Tiere einmal krank sein sollten, kann man ihnen sofort mit einem Heiltee oder Heilbad helfen.

Viele der hier vorgestellten Heilpflanzen lassen sich im frischen Zustand kleingeschnitten unter das Vogelfutter, am besten unter Keim-, Weich- oder Eifutter, mischen. Manchmal ist es günstiger, sie als schwachen Teeaufguß oder als Badewasserzusatz anzuwenden.

Tinkturen oder **Frischpflanzensäfte** eignen sich nur in Ausnahmefällen für die Vogelbehandlung, da sie entweder auf Alkoholbasis konserviert sind und dadurch die Leber belasten oder wegen des Geruchs und der Farbe von Vögeln abgelehnt werden. Auch Heilpflanzensalben sollte man beim Vogel möglichst nicht anwenden, da das Federkleid durch die fettreiche Salbengrundlage verklebt.

Beim Ansetzen von Heilkräuterauszügen sollte man folgende Grundregeln beachten: Die oberirdisch wach-

Heilkräuter

senden Teile einer Pflanze (Blätter und Stengel) werden nur kurz überbrüht, dann 10 Minuten ziehen gelassen und abgeseiht. Pro Viertelliter Wasser verwendet man 1 Teelöffel Kraut. Wenn der Teeaufguß zu stark ist, wird er von den Vögeln wegen des intensiven Geruchs abgelehnt. Deshalb sollte man die Kräuter lieber in geringerer Konzentration einsetzen!

Teeauszüge aus Rinden und Wurzeln müssen meistens einige Minuten kochen. Sie werden erst nach dem Abkühlen abgeseiht.

Die wichtigsten Heilkräuter für Vögel

Die hier vorgestellten Kräuter wenden wir seit Jahren mit Erfolg zur Gesundheitsvorsorge und bei den verschiedensten Krankheitsbildern unserer Vogelpatienten an. Die kleine Tabelle am Ende jeder Pflanzenbeschreibung erleichtert es, die Heilwirkung der verschiedenen Pflanzen auf einen Blick zu erfassen.

Ringelblume (*Calendula officinalis*)
Die Ringelblume gehört zur Familie der Korbblütler und ist als Balkon- und Gartenpflanze sehr beliebt. Einmal angepflanzt, sät sie sich jedes Jahr selbst wieder aus. Ihre erstaunliche Heilkraft liegt vor allem in den orange- und gelbfarbenen Blütenblättern, die von Juni bis Oktober geerntet werden können. Viele Vögel wie zum Beispiel Sittiche, Kanarienvögel, Prachtfinken oder Papageien fressen aber auch gerne die carotinhaltigen Samen und Blätter (Carotin = Vorstufe von Vitamin A). Die Inhaltsstoffe der Blüten wirken wundheilend.

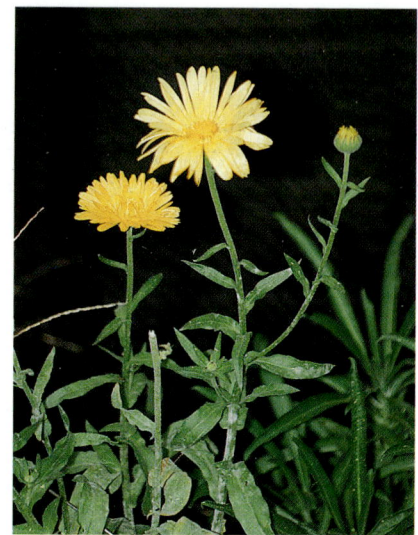

Die Ringelblume enthält viel Carotin und dient zur Wundheilung.

Ringelblume: Positive Wirkung auf

- alle Wunden, Vereiterungen
- Geschwüre, Entzündungen
- Lebereinigung, Anregung des Gallenflußes
- Drüsen- und Magenleiden
- schmerzstillend
- verhütet Narbenwucherung

Aufbereitung

äußerlich als Salbe, Tinktur, Teeaufguß

Rezept

Sohlengeschwür, Hautpilz:
dünner Tee als Badewasser;
2 Teel. Blütenblätter auf 1 l heißes Wasser, 10 Min. ziehen lassen, abkühlen lassen

Wichtige Heilkräuter für Vögel

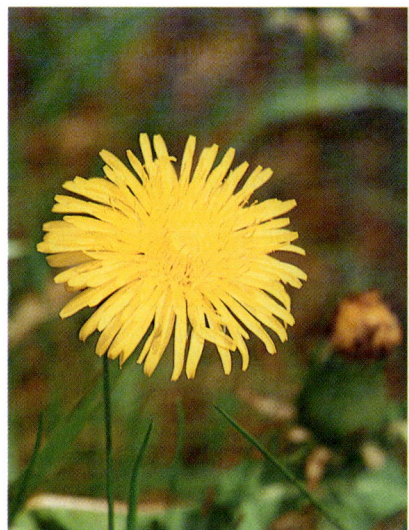

Vom Löwenzahn können alle Teile für die Vogelheilkunde verwenden.

Löwenzahn (*Taraxacum officinalis*)
Diesen Korbblütler kennt jeder. Seine gelbe Blütenfarbe weist wie bei der Ringelblume auf eine Heilwirkung im Leber- Gallen-Bereich hin. In der Vogelheilkunde wird die ganze Pflanze verwendet. Da es kaum noch Wiesen gibt, die nicht überdüngt sind, ist es ratsam, die wertvolle Pflanze im eigenen Garten anzusiedeln. Die Wurzeln werden zwischen Juli und Oktober gesammelt, weil sie dann die meisten Wirkstoffe enthalten. Sittiche und Papageien mögen die Wurzel gekocht als Futterbeigabe. Die Blätter können im Frühjahr frisch geerntet und feingeschnitten unter das Vogelfutter gemischt werden.

Löwenzahn: Positive Wirkung auf

- Drüsensystem
- Stoffwechsel
- Magen, Leber, Galle, Darm, Nieren, Bauchspeicheldrüse, Milz
- Antitumorwirkung
- enthält Vitamin C, Kalium
- appetitanregend

Aufbereitung

Sammeln der Samen von April-Mai

Rezept

Samen an Finken, Sittiche, Papageien verfüttern

Große und Kleine Brennessel
(*Urtica dioica* und *Urtica urens*)
Diese beiden medizinisch genutzten Heilpflanzen wachsen häufig an Gartenzäunen und auf Schuttplätzen. Die Blätter enthalten viel Chlorophyll, Eisen, pflanzliche Enzyme und Mineralstoffe. Durch Laborversuche ließ sich nachweisen, daß die Brennessel dazu beiträgt, überschüssige Harnsäure durch die Nieren auszuscheiden.

Brennessel: Positive Wirkung auf

- Gicht
- Stoffwechsel
- Leistungsschwäche
- Brut, Jungenaufzucht
- Mauser
- Erschöpfung

Aufbereitung

Blätter von April-Juni;
Brennesselsamen (enthalten Pflanzenhormone!)

Heilkräuter

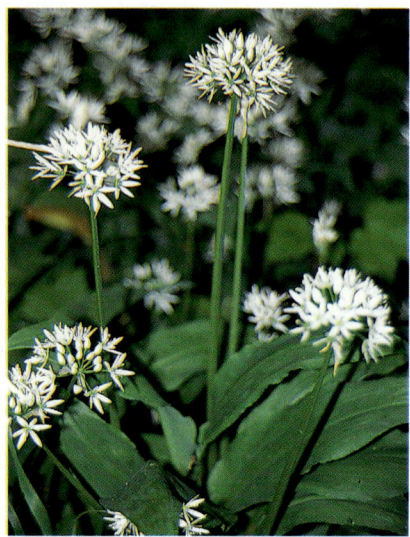

Bärlauch wirkt sehr anregend auf die Verdauungssäfte.

Rezept

Stoffwechselreinigung:
Löwenzahnblätter kurz überbrühen, um das Nesselgift unschädlich zu machen; kleinhacken, unters Futter mischen; Samen ins Futter mischen

Bärlauch (*Allium ursinum*)

Der Bärlauch ist ein naher Verwandter des Knoblauch und besitzt ähnliche Inhaltsstoffe. Er liebt feuchte, humusreiche und schattige Standorte wie zum Beispiel Auwälder. An einem feuchten, sonnenreichen Platz im Garten gedeiht der Bärlauch hervorragend. Die in den Bärlauchblättern enthaltenen Senfölglykoside wirken anregend auf die Verdauungssäfte. Sie haben eine bakterientötende und pilztötende Wirkung auf die Flora des Vogeldarms, ohne dabei die nützlichen Darmbakterien anzugreifen. Das macht den Bärlauch zu einem wichtigen Heilmittel in der Vogelheilkunde.

Bärlauch: Positive Wirkung auf

– gestörte Darmflora nach Antibiotikaeinsatz
– vorbeugend gegen Wurmbefall

Aufbereitung

frische Blätter im Frühjahr; Frischpflanzengranulat (Bioladen, Reformhaus)

Rezept

Darmreinigung:
1 Messerspitze bis 1 Teelöffel kleingeschnittene Blätter ins Futter mischen

Gänseblümchen (*Bellis perennis*)

Jeder kennt das Gänseblümchen, das sich meist von ganz alleine im Garten einfindet. Es enthält wertvolle Wirkstoffe wie Saponine (von Sapo=Seife; Saponine werden bei Bronchialbeschwerden eingesetzt), Bitterstoffe, Gerbstoffe, Inulin (=Vorstufe des Insulins) und etherisches Öl.

Gänseblümchen: Positive Wirkung auf

– Luftwege
– Nieren
– Magen
– Wunden
– Geschwüre

Aufbereitung

Tee als Badezusatz

Wichtige Heilkräuter für Vögel

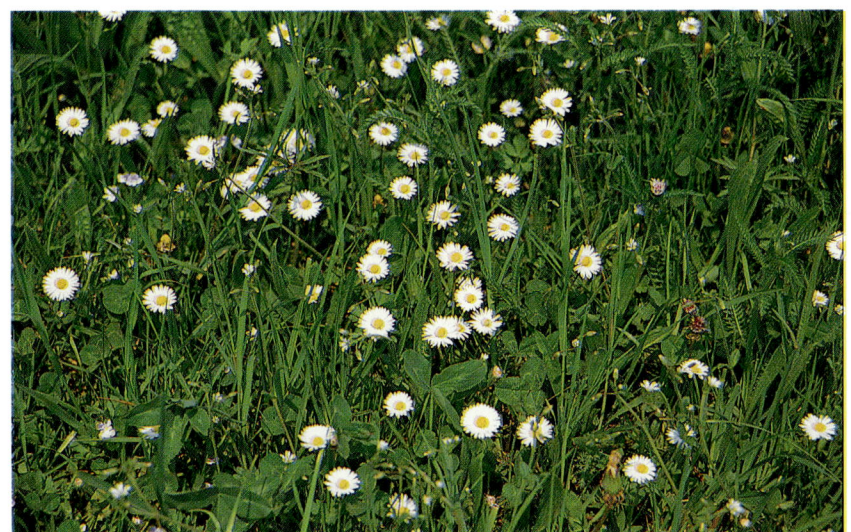

Das Gänseblümchen hat eine große Heilkraft bei Atem-, Magen- und Nierenproblemen. Papageien, die zu Pilzbefall neigen, brauchen diese Heilpflanze.

Rezept

Wunden, Geschwüre, Ekzeme:
1 Teelöffel Gänseblümchen-Tee überbrühen, 10 Min. ziehen lassen, abseihen, in Sprühpistole füllen oder ins Badewasser mischen

Lungenkraut (*Pulmonaria officinalis*)
Das Lungenkraut gehört zur Familie der Borretschgewächse. Die Pflanze ist mehrjährig und wird etwa 10 bis 20 cm hoch. Die lungenförmigen Blätter sind mit rauhen Borsten versehen und auf der Oberseite weißbraun gefleckt. Am Ende des Stengels sitzen kurzstielige, schlüsselblumenähnliche Blüten, die zuerst weinrot, nach der Bestäubung blauviolett gefärbt sind. Wer das Lungenkraut im Garten anpflanzen möchte, wählt einen feuch-

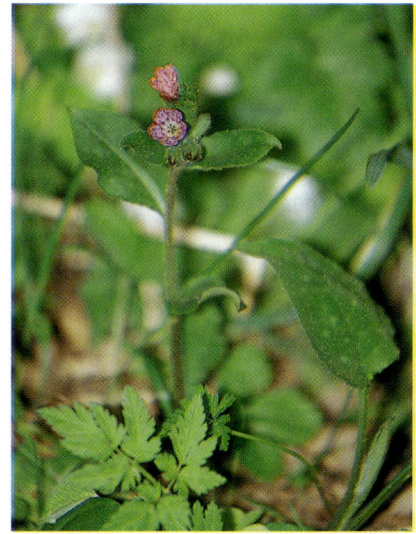

Lungenkraut hilft, das Atemsystem von Verschleimung frei zu halten.

Heilkräuter

ten, schattigen Standort, am besten in der Nähe einer Hecke.

Blüten und Blätter enthalten Kieselsäure in löslicher und unlöslicher Form, Gerbstoffe, Saponine, Allantoin und Mineralstoffe.

Lungenkraut: Positive Wirkung auf

Lungengewebe (schleimlösend)

Aufbereitung

Blüten und Blätter von März bis April sammeln

Rezept

Atemwegsprobleme:
Teeaufguß dem Trinkwasser beimischen

Acker-Schachtelhalm, Zinnkraut
(*Equisetum*)
Da diese Heilpflanze oft mit ihren giftigen Verwandten verwechselt wird, verzichten wir hier auf eine nähere Beschreibung, denn man sollte sie besser nicht selbst sammeln. Am besten kauft man den Tee im Kräuterhaus oder in der Apotheke. Wegen seines hohen Kieselsäuregehalts (bis zu 16% in der getrockneten Pflanze) ist Acker-Schachtelhalm das ideale Mittel in der Mauser.

Zinnkraut: Positive Wirkung auf

- Blutbildung
- Bindegewebe
- Stoffwechsel
- Nieren (harntreibend)

Aufbereitung

nur als Tee

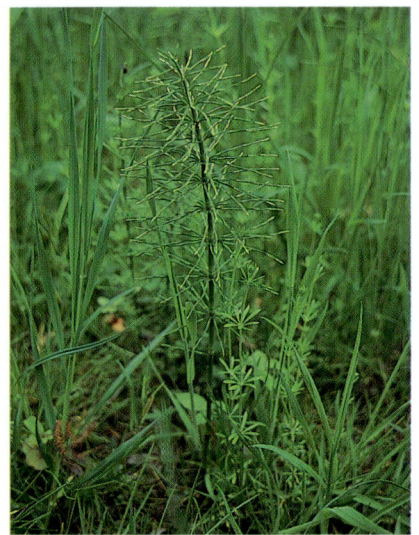

Die im Schachtelhalm enthaltene Kieselsäure unterstützt die Neubildung der Federn während der Mauser.

Rezept

Federwuchsprobleme:
1 Messerspitze fein zerpulvertes Zinnkraut unter das Futter mischen

Schafgarbe (*Achillea millefolium*)
Die Schafgarbe gehört zur Familie der Korbblütler. Schon sehr zeitig im Frühjahr sind ihre weißen Blütendolden an den Wegrändern zu finden. Die Form der filigranen Blättchen führte zu ihrem lateinischen Namen, der übersetzt »Tausendblatt« heißt. Sie wächst vorzugsweise auf mäßig feuchten Wiesen und an Wegrändern. Die ganze Pflanze erntet man am besten zwischen Mai und September. Die Hauptwirkstoffe sind das etherische

Wichtige Heilkräuter für Vögel

Öl Chamazulen, ein blaues Öl, das auch in der Kamille vorkommt, außerdem Bitter- und Gerbstoffe, Kalium und Magnesium. Aufgrund ihrer antiseptischen und blutstillenden Eigenschaft eignet sich die Schafgarbe als Wundheilmittel.

Schafgarbe: Positive Wirkung auf

- Entzündung im Kloakenbereich
- Wunden
- Magen
- Darm

Aufbereitung

Tee und frische Blätter

Rezept

Magen-Darm-Probleme:
kleingeschnittene Blätter ins Futter mischen

Vogel-Miere (*Stellaria media*)
Dieses kleine Pflänzchen aus der Familie der Knöterichgewächse sollte jeder Vogelhalter kennen. Die Vogel-Miere wächst auf nährstoffreichen Böden und findet sich schnell in jedem Gemüsegarten als Mitbewohner ein. Sie blüht das ganze Jahr über, daher kann man sie sogar im Winter ernten, wenn es sonst kaum frisches Grünzeug für die Vögel gibt. Vogelmiere ist reich an Mineralstoffen, vor allem an Kalium, sie enthält Saponine und das gefäßwirksame Rutin, das besonders bei älteren Vögeln wichtig ist, da es bei ihnen häufig zu Gefäßveränderungen kommt. Frisch geerntete Vogel-Miere fressen alle Vögel gern, entweder zum Abnagen oder kleingeschnitten.

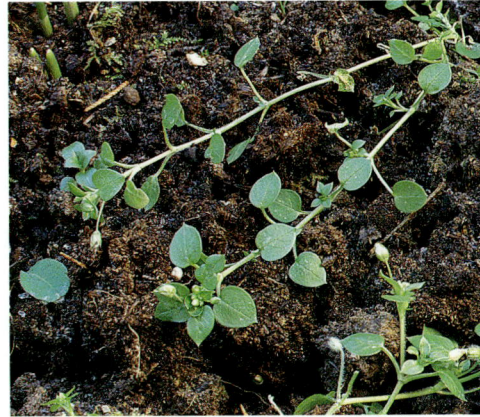

Die Vogel-Miere zeigt große Heilkraft bei Hautkrankheiten.

Vogel-Miere: Positive Wirkung auf

- juckende Hautkrankheiten
- Ekzeme

Aufbereitung

frische Pflanze

Rezept

Juckreiz:
starker Aufguß der frischen Pflanze, 1:1 mit Stiefmütterchenkraut gemischt, ins Badewasser geben

Vogel-Knöterich
(*Polygonum aviculare*)
Wie der Name schon sagt, gehört diese Pflanze zu den Knöterichgewächsen; ist besonders wertvoll für Vögel. An ihrem flach am Boden kriechenden Stengel sind die schmalen, ungestielten Blättchen wechselständig angeordnet. In den Blattachseln erscheinen ab Juli kleine grüne Blüten

Heilkräuter

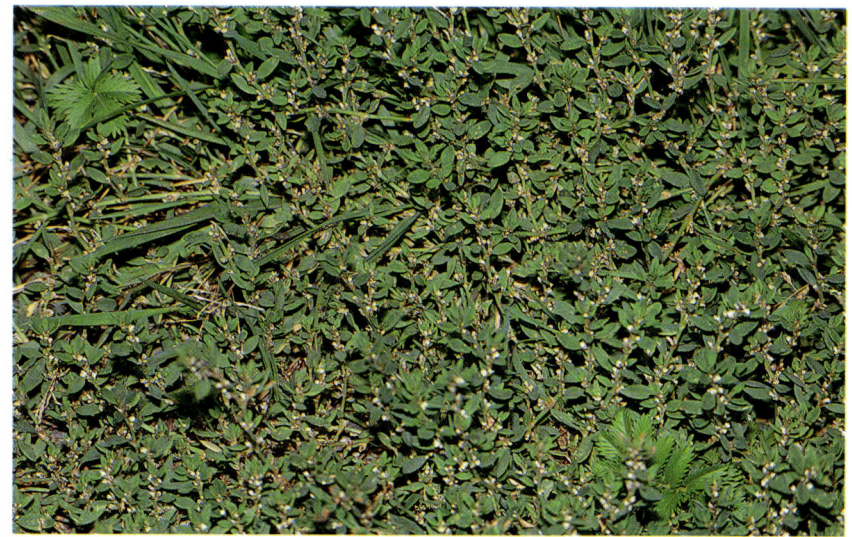

Der Vogel-Knöterich gehört in den Garten des Vogelhalters. Er eignet sich hervorragend, um das Federnwachstum besonders in der Mauser anzuregen.

mit weißem oder rotem Rand. Die anspruchslose Pflanze gedeiht an Wegrändern, auf Äckern und Schuttplätzen, ja sogar zwischen Pflastersteinen. Besonders zur Zeit der Mauser sollte man die Pflanze als Grünfutter anbieten, um die Ausbildung neuer Federn anzuregen.

Vogel-Knöterich: Positive Wirkung auf

Federnwuchs

Aufbereitung

frische Pflanze

Rezept

Mauser:
kleingeschnittene Pflanze als Grünfutter reichen

Hirtentäschel
(*Capsella bursa-pastoris*)
Dieses leicht erkennbare Heilkraut aus der Familie der Kreuzblütler kann zwischen Februar und Oktober gesammelt werden. Die herzförmigen Samenstände, die sich aus den weißen Blüten entwickeln, erinnern an die ledernen Taschen der Hirten – daher ihr Name. Das Hirtentäschelkraut kommt zwischen Pflastersteinen, auf Schuttplätzen und am Wegrand vor. Durch die Inhaltsstoffe hat es eine blutstillende, gefäßverdichtende und harntreibende Wirkung.
Achtung! Im Herbst ist die Pflanze oft mit einem weißen Pilzrasen überzogen, sie darf dann nicht gesammelt werden.

Beim Vogel wirkt sich Hirtentäschel sehr positiv auf den gesamten Flüssigkeitshaushalt aus.

Wichtige Heilkräuter für Vögel

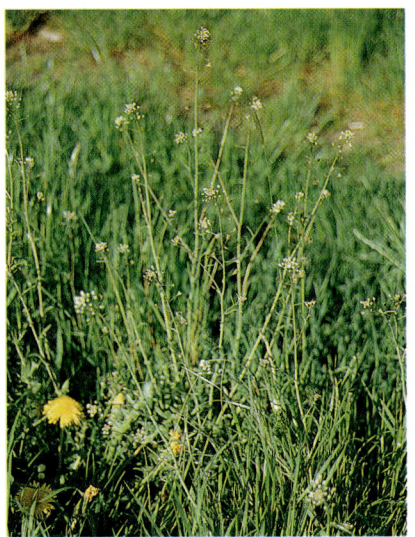

Getrocknetes Hirtentäschel hilft bei Durchfällen.

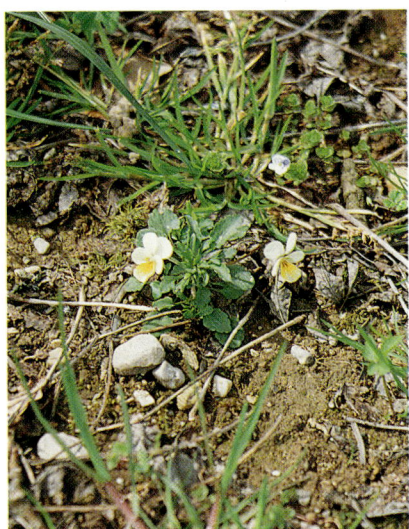

Das Ackerstiefmütterchen hilft bei Haut- und Federproblemen.

Hirtentäschel: Positive Wirkung auf

- innere Blutungen
- Erste-Hilfe-Mittel bei blutigen Durchfällen

Aufbereitung

Samen (gesammelt);
Capsella cp fluid von Iso

Rezept

Blutige Durchfälle:
5 Tropfen Capsella cp fluid von Iso auf das Futter oder ins Trinkwasser, Samen als Futterzusatz

Acker-Stiefmütterchen
(*Viola tricolor*)
Die Wildform des Stiefmütterchens, das Ackerstiefmütterchen, ist viel kleiner als das bekannte Gartenstiefmütterchen. Wie der lateinische Name sagt, sind die Blüten dreifarbig: gelb, violett und blau. Das Ackerstiefmütterchen findet man häufig auf Roggenfeldern, aber auch auf Bergwiesen bis auf 2700 m Höhe. Alle oberirdischen Pflanzenteile werden verwendet. Finkenvögel lieben auch die halbreifen Samenkapseln.

Acker-Stiefmütterchen: Positive Wirkung auf

- Haut, Lunge, Harnsystem
- juckende Hauterscheinungen
- Ekzeme
- Mauser

Aufbereitung

Tee

Heilkräuter

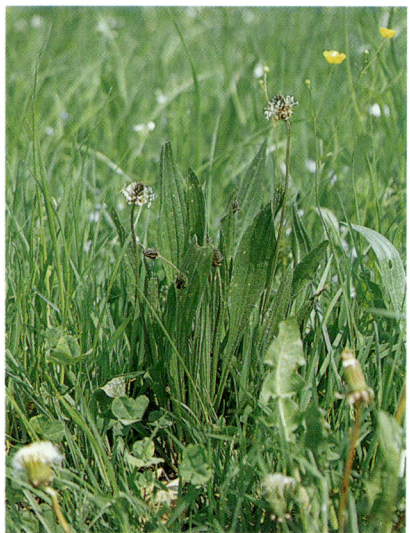

Der Spitzwegerich (im Vordergrund) wirkt bei Verschleimungen des Atemtraktes.

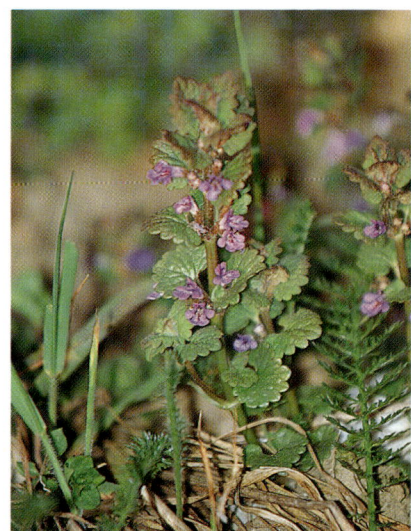

Die Gundelrebe hilft Vögeln bei Stoffwechselproblemen der Leber und Nieren.

Rezept (Acker-Stiefmütterchen)

Juckreiz:
Teeauszug, 1:1 mit Vogel-Miere gemischt, als Badewasser

Spitzwegerich (*Plantago lanceolata*)
Diese Pflanze ist ein mehrjähriges, etwa 30 bis 50 cm hohes Wegerichgewächs. Die lanzettförmigen Blätter sind in einer Rosette am Boden angeordnet, aus welcher der gefurchte Blütenstengel emporsteigt. Die Blüten sind ährenähnlich; die gelbweißen Staubbeutel hängen an langen Staubfäden. Der Spitzwegerich bevorzugt trockene, grasige Plätze am Wegrand, zwischen Pflastersteinen, auf Schuttplätzen und auf Wiesen. Von Mai bis Juni können die zarten gesunden Blätter gesammelt werden. In den Blättern hat man bei neueren Forschungen einen bakterienabtötenden Wirkstoff gefunden. Die Pflanze enthält außerdem Gerbstoffe, Schleimstoffe, Kieselsäure und Enzyme. Im Spitzwegerich sind natürliche Antimykotika enthalten, die verhüten, daß der aus ihm hergestellte Sirup von Schimmelpilzen befallen wird.

Spitzwegerich: Positive Wirkung auf

– Wundheilung
– schleimlösend
– krampflösend

Aufbereitung

frische Pflanze;
Tee

Wichtige Heilkräuter für Vögel

Rezept

Wundheilung:
frische Spitzwegerich-Blätter kleinschneiden und ins Futter geben oder Teeaufguß ins Badewasser

Gundelrebe, Gundermann
(*Glechoma hederacea*)
Die Gundelrebe ist ein mehrjähriger Lippenblütler, der 5 bis 20 cm hoch wird und mit seinen Ausläufern am Boden entlangkriecht. Schon im zeitigen Frühjahr kann man diese Pflanze am Waldrand, im lichten Wald, im Gebüsch, an Hecken, Mauern, Zäunen, im Geröll und auf feuchten Wiesen bis in eine Höhe von 1500 m auf nährstoffreichem Boden finden. Sichere Erkennungszeichen sind der balsamisch-aromatische Geruch, die nierenförmigen Blätter und die blaulilafarbenen Lippenblüten. Die beste Erntezeit ist zwischen April und Juni. Die Wirkstoffe der Gundelrebe sind vielfältig: Kieselsäure, Vitamin C, der Bitterstoff »Glechomin«, Gerbstoffe, etherisches Öl. Für viele Säugetiere ist das Glechomin giftig, aber weder beim Menschen noch beim Vogel konnten bisher negative Wirkungen beobachtet werden.

Gundelrebe: Positive Wirkung auf

– Stoffwechsel
– Blase
– Niere
– schmerzlindernd
– entzündungshemmend

Aufbereitung:

frische Pflanze

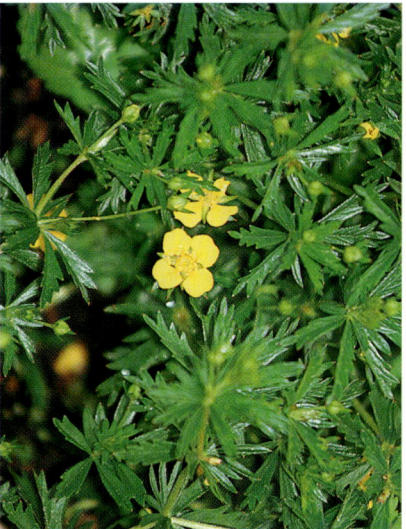

Die gerbstoffreiche Blutwurz wird bei Darmproblemen eingesetzt.

Rezept

Kräftigung der Muskeln und Gelenke:
frische Pflanze kleingeschnitten ins Futter; Tee als Badezusatz

Blutwurz
(*Potentilla erecta*)
Die Blutwurz oder Tormentill ist ein mehrjähriges Rosenblütengewächs aus der Gattung der Fingerkräuter und wird 5 bis 20 cm groß. Sie unterscheidet sich von anderen Arten dadurch, daß sie nur vier statt fünf gelbe Blütenblätter hat. Der Name kommt von dem roten Saft, der beim Zerbrechen aus der Wurzel fließt. Zerreibt man die Wurzel, so entsteht ein Rosenduft. Die Blutwurz ist die gerbstoffreichste einheimische Heilpflanze. Durch diesen Wirkstoff wird

Heilkräuter

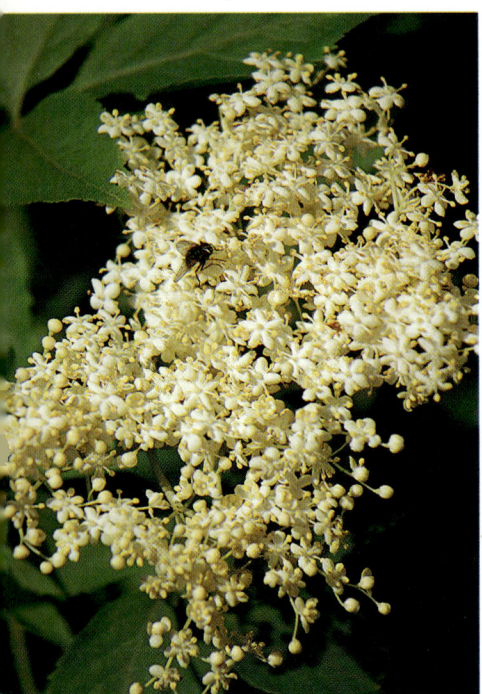

Holunder bietet das beste Nageholz für Papageien und hilft bei Nieren- und Nervenproblemen.

die oberste Schleimschicht des Darms abgedichtet und die Flüssigkeitsabgabe gedrosselt. Dadurch wird Krankheitserregern die Lebensgrundlage entzogen.

Blutwurz: Positive Wirkung auf

– Darmentzündungen, Magenverstimmungen
– Blutungen
– entzündungshemmend
– zusammenziehend
– entgiftend
– blutstillend

Aufbereitung

Abkochung der Wurzel, Wurzelpulver

Rezept

Magen-Darm-Probleme:
1 Messerspitze Wurzelpulver ins Futter
1 Teelöffel Sud von der Wurzelabkochung ins Trinkwasser und/oder Badewasser

Holunder
(*Sambucus niger*)
Der Schwarze Holunder ist ein mehrjähriges Geißblattgewächs, das 3 bis 8 m hoch werden kann. Seine stark duftenden, weißen Blüten sind schirmförmige Trugdolden. Von Oktober bis November reifen daraus schwarze Beeren. Jeder Vogelhalter sollte Holunder im Garten haben, denn die Vögel schätzen die Äste und Früchte sehr. Holunder ist ein anspruchsloser Strauch, liebt aber nährstoffreichen und feuchten Boden. Er mag keine anderen Sträucher in unmittelbarer Nachbarschaft. Der giftige Wirkstoff Sambunigrin in den frischen Beeren ist für den Menschen schädlich, nicht aber für die Vögel. Die Beeren wirken leicht abführend und entzündungshemmend, enthalten Vitamin A, C, B 1, B 2, B 12, Jod, organische Säuren, Gerbstoffe und Bitterstoffe.

Die Rinde enthält Saponine, Harze, Mineralien und Gerbstoffe und wird gerne von den Vögeln benagt.
Achtung! Geben Sie Ihrem Vogel Holunderbeeren nur dort, wo der schwarzgefärbte Kot keinen Schaden anrichtet.

Teemischungen in der Vogelheilkunde

Holunder: Positive Wirkung auf

- Nervenentzündung
- Nieren

Aufbereitung

frische Beeren, Rinde

Rezept

Nierenanregung:
frische Beeren oder Rinde ins Futter mischen

Frühjahrskur mit Heilpflanzen

Jede Heilpflanze wirkt auf den Vogelorganismus anregend, kräftigend und harmonisierend. Die nachfolgend genannten Wirkungen dienen nur der groben Orientierung. Das gesamte Heilspektrum der Kräuter ist weitaus umfangreicher.

Für die Frühjahrskur sammelt man die unten genannten Pflanzen im März, April und Mai, reinigt sie sorgfältig, schneidet sie fein und mischt sie unter das Weichfutter. Die Kur sollte vier Wochen dauern.

Bewährte Teemischungen in der Vogelheilkunde

Alle folgenden Teemischungen sollten nur jeden zweiten Tag im Wechsel mit klarem Trinkwasser verabreicht werden, um eine genügende Wasseraufnahme beim Vogel sicherzustellen. Während der Teegabe wird die Fütterung mit Grünfutter und Obst reduziert, damit genügend Tee aufgenommen wird. Die Teemischungen sollten ohne Rücksprache mit einem Vogeltherapeuten nicht länger als zwei Wochen gegeben werden. Alle Mischungen gibt es in der Apotheke.

Haut- und Stoffwechsel-Tee

Einen gestrichenen Teelöffel voll Kräutermischung (siehe S. 76) mit 250 ml kochendem Wasser überbrühen, 5 Minuten ziehen lassen, abseihen. Nach dem Erkalten statt Trinkwasser geben. Für heikle Vögel mit Honig süßen.

Teemischung bei Kropfentzündung

Einen gestrichenen Teelöffel voll Kräutermischung (siehe S. 76) mit 200 ml kochendem Wasser überbrühen, 5 Minuten ziehen lassen, abseihen, eventuell mit Honig süßen.

Frühjahrskur mit Heilpflanzen

Pflanze	Wirkung
Löwenzahn	regt Leber und Galle an,
Brennessel	scheidet Harnsäure aus, entwässernd,
Bärlauch	darmsanierend, durchblutungsfördernd,
Schafgarbe	verjüngend,
	Versorgung mit Mineralstoffen und Spurenelementen (Federkleid!),
	appetitanregend

Heilkräuter

Haut- und Stoffwechsel-Tee

Pflanze	lateinische Bezeichnung der Teesubstanzen und Menge		Wirkung
Walnussblätter	Folia Junglandis	20g	blutreinigend
Stiefmütterchenkraut	Herba Violae tricoloris	20g	blutreinigend
Brennesselkraut	Herba Urtica	20g	stärkend
Löwenzahn	Radix Taraxaci c. Herb	20g	stoffwechselfördernd
Ringelblumenblüten	Flores Calendulae	10g	entzündungshemmend

Teemischung bei Kropfentzündung

Pflanze	lateinische Bezeichnung der Teesubstanzen und Menge		Wirkung
Salbeiblätter	Folia Salviae	20g	entzündungshemmend
Sanikelkraut	Herba Saniculae	20g	ebenso
Kamillenblüten	Flores Chamomillae	20g	ebenso
Ringelblumenblüten	Flores Calendulae	20g	ebenso

Teemischung bei Durchfall

Pflanze	lateinische Bezeichnung der Teesubstanzen und Menge		Wirkung
Tormentillwurzel	Rhizoma Tormentillae	40g	zusammenziehend
Brombeerblätter	Folia Rubi fruticosi	20g	entzündungshemmend
Gänsefingerkraut	Herba Anserinae	20g	krampflösend
Kamillenblüten	Flores Chamomillae	20g	entzündungshemmend

Mauser-Tee

Pflanze	lateinische Bezeichnung der Teesubstanzen und Menge		Wirkung
Vogel-Knöterich	Herba Polygonum	20g	kieselsäurereich
Ackerschachtelhalm	Herba Equiseti	20g	kieselsäurereich
Haferstroh	Stramentum Avenae	20g	kieselsäurereich
Brennesselkraut	Herba Urticae	20g	entzündungshemmend

Teemischungen in der Vogelheilkunde

Teemischung für die Atemwege

Pflanze	lateinische Bezeichnung der Teesubstanzen und Menge		Wirkung
Lungenkraut	Herba Pulmonariae	20g	festigt Lungengewebe
Spitzwegerich	Folia Plantaginis	20g	antibakterielle Wirkung
Wollblumen	Flores Verbasci	10g	entzündungshemmend
Quendelkraut	Herba Serpylli	20g	Immunsystem stärkend

Nieren-Tee

Pflanze	lateinische Bezeichnung der Teesubstanz und Menge		Wirkung
Goldrutenkraut	Herba Solidaginis	20g	nierenanregend
Brennessel	Herba Urticae	20g	scheidet Harnsäure aus
Birkenblätter	Folia Betulae	20g	nierenanregend
Zinnkraut	Herba Equiseti	20g	entwässernd
Himbeerblätter	Folia Rubi idaei	20g	entzündungshemmend

Teemischung bei Durchfall
Einen gestrichenen Teelöffel voll Kräutermischung (siehe S. 76) mit 200 ml kochendem Wasser überbrühen, 5 Minuten ziehen lassen, abseihen, eventuell mit etwas Honig süßen.

Mauser-Tee
Um mit dem Tee möglichst viel Kieselsäure auszuziehen, wird ein Teelöffel voll mit 200 ml Wasser aufgekocht, über Nacht stehen gelassen, am Morgen nochmals kurz aufgekocht und dann abgeseiht. Nach dem Abkühlen bedarfsweise mit Honig süßen.

Teemischung für die Atemwege
Einen gestrichenen Teelöffel voll Kräutermischung (siehe S. 76) mit 200 ml kochendem Wasser überbrühen, 5 Minuten ziehen lassen, abseihen und nach dem Erkalten eventuell mit etwas Honig süßen.

Nieren-Tee
Einen gestrichenen Teelöffel voll Kräutermischung (siehe S. 76) mit 200 ml kochendem Wasser überbrühen, 5 Minuten ziehen lassen, abseihen und nach dem Erkalten bei Bedarf mit etwas Honig süßen.

Homöopathie

Unter Homöopathie versteht man ein Medizinsystem, das Mensch und Tier ganzheitlich betrachtet und heilt. Es werden nicht nur die sichtbaren Symptome berücksichtigt, sondern auch die unsichtbaren, verborgenen Störungen in Organen, Nerven, Emotionen und Verhaltensweisen. Das Prinzip der Homöopathie, benannt nach dem berühmten Arzt Samuel Hahnemann, basiert auf der Erkenntnis, daß jede Abweichung vom gesunden Gleichgewicht aus Stärken und Schwächen eine eigene Schwingung hat und das dazu passende Arzneimittel die gleiche Schwingung haben muß, um eine Heilung zu bewirken. Diese Art der Therapie ist sanft und umfassend, sie wirkt sozusagen gleichzeitig auf allen Ebenen und heilt von innen nach außen.

Die schulmedizinischen Arzneimittel, zum Beispiel Antibiotika, befolgen ein anderes Heilprinzip, indem sie zu einer Krankheit das Gegenmittel suchen- Krankheitserreger wie Bakterien und Viren werden durch starke Gegenmittel bekämpft.

Dabei kommt es sehr häufig zu Nebenwirkungen, die besonders beim Vogel beispielsweise beim Einsatz von Antibiotika auf den Stoffwechselorganen Niere und Leber ausgetragen werden und somit oft den Keim zu Folgekrankheiten bilden. Manchmal sind Antibiotika in der Vogelheilkunde wichtig, aber dann ist eine Begleittherapie mit homöopathischen Heilmitteln nötig, um die Ausleitung von Giften zu unterstützen.

Bei den meisten Vogelkrankheiten ist die Homöopathie im Verbund mit anderen Heilmethoden sehr erfolgreich, da sie in ihrem Heilungsansatz auch dafür sorgt, daß das Immunsystem und das Milieu in Blut und in den Organen so gestärkt und stabilisiert werden, daß Bakterien, Viren und Pilze, die ja immer im Organismus vorhanden sind, nicht überhand nehmen und somit auch keinen Schaden anrichten können.

Die gezielte Auswahl homöopathischer Heilmittel zur Behandlung akuter Erkrankungen kann nur ein Fachmann vornehmen, denn es gehört viel Wissen um die Zusammenhänge zwischen

Drei wichtige Tips:
- Die beste Darreichungsform der homöopathischen Mittel für Vögel sind Globuli (Kügelchen), da sie aus Saccharose bestehen und wesentlich besser verträglich sind als Tabletten, die Milchpulver enthalten, oder als Tropfen (alkoholhaltig).
- Geben Sie die Kügelchen entweder von Hand – zahme Vögel lieben sie in der Regel – oder ins Obst oder Wasser, wo sie sich nach ein paar Minuten auflösen.
- Halten Sie sich an die Länge der angegebenen Kurzeit. Der Vogelorganismus sollte im wesentlichen ohne ständige Therapie auskommen. Die Kuren haben nur Sinn, wenn sie in einem begrenzten Zeitraum Impulse setzen.

Homöopathische Kuren

Körper und Psyche dazu. Da aber Vögel so gut auf diese Heilmittel ansprechen und einige homöopathischer Heilmittel unbedingt in die Vogel-Apotheke gehören, stellen wir hier einige Kuren vor, die Sie bedenkenlos durchführen können. Diese Kuren dienen der Gesundheitsvorsorge.

Frühjahrskur

Nach der Ruhezeit des Winters erwachen neue Kräfte. Aber es können sich auch Schlacken im Blut angesammelt haben. Der Frühling ist die ideale Zeit, um den Organismus zu reinigen und zu kräftigen.

Drei Wochen lang werden täglich in wechselnder Reihenfolge vier verschiedene, den Leber- und Nierenstoffwechsel anregende Mittel verabreicht:

5. Tag wieder Carduus marianus, 6. Tag Flor de Piedra usw.

Nach 3 Wochen ist die Kur beendet. Sie können aber diese Kur im Herbst wiederholen.

Kur zur Stärkung des Immunsystems

Vier Wochen lang 1 Globuli pro Mittel (siehe S. 80) ins Trinkwasser oder Obst geben. Die Kur kann halbjährlich wiederholt werden.

Kur zur Stärkung der Fruchtbarkeit

Vielleicht entschließen Sie sich eines Tages, Ihrem Vogel einen Partner zu schenken. Dann werden diese beiden Vögel – gleichgültig, ob es sich nun

Homöopathische Frühjahrskur

Mittel	Potenz	Einsatz, Wirkung
Carduus marianus 1. Tag	D4	leberschützend, leberentgiftend, galletreibend, verdauungsfördernd; regt Bildung neuer Leberzellen an; wirkt Fettleber entgegen.
Flor de Piedra 2. Tag	D4	erneuernde Wirkung auf die Leberzellen; verbessert Durchblutung des Leberparenchyms und wirkt dadurch entgiftend; normalisiert den Kohlenhydrat- und Fettstoffwechsel.
Solidago 3. Tag	D4	erhöht die Ausleitungsfähigkeit der Nieren; regt den Stoffwechsel bei Hauterkrankungen und Leberleiden an.
Berberis 4. Tag	D4	verbessert Nierenfunktion und erhöht die Ausscheidung harnpflichtiger Substanzen.

Homöopathie

Kur zur Stärkung des Immunsystems

Mittel	Potenz	Einsatz, Wirkung
Echinacea angustifolia	D6	steigert die Abwehrfunktion gegen bakterielle Erreger im Darm.
Ipecacuanha	D6	wirkt auf die Schleimhäute des Darms und der Atemwege; wenn Colibakterien und Coccidien auftreten, begleitet von grünlichem Durchfall, auftreten, ist dieses Mittel angezeigt.
Abrotanum	D2	gegen Wurmbefall, ändert das Darmmilieu und entzieht den Parasiten die Lebensgrundlage.
Okoubaka	D6	beseitigt Restgifte nach schweren Krankheiten wirkt allgemein entgiftend.

Kur zur Stärkung der Fruchtbarkeit

Mittel	Potenz	Einsatz, Wirkung
Agnus castus	C30	wirkt auf die Milz; wirkt auf die männlichen und weiblichen Geschlechtsorgane, in höheren Potenzen anregend, in niedrigen Potenzen dämpfend; wirkt fördernd auf die Paarungsbereitschaft.
Acidum phosphoricum	C30	wirkt auf die Niere, gegen Frühjahrsmüdigkeit, Erschöpfung, stimulierend auf das Balzverhalten; Zusammen mit Selenium wirt es auch bei hormonell bedingtem Federnausfall am Kopf.
Selenium	C30	wirkt auf die Nieren und hauptsächlich auf die männlichen Geschlechtsorgane; bei älteren Hähnen regt es die Paarungsbereitschaft an.
Aristolochia	C30	wirkt auf die weiblichen Geschlechtsorgane; hilft bei Sterilität und fördert die Funktion der Eierstöcke; behebt hormonelle Störungen und verminderten Sexualtrieb.

Homöopathische Kuren

um ein Pärchen oder zwei weibliche oder zwei männliche Vögel handelt – das Ritual des gegenseitigen Fütterns, der Balz und der Begattung durchführen. Wenn Sie ein Pärchen haben, müssen Sie mit Nachkommen rechnen. Damit Balz, Begattung und Brut harmonisch verlaufen, schlagen wir eine spezielle homöopathische Kur vor, denn besonders Papageienvögel sind nach langer sexueller Abstinenz sehr agressiv oder sehr lethargisch.

Diese Kur sollte etwa vier Wochen vor Beginn des Balz- und Brutgeschehens durchgeführt werden. Von jedem Mittel 1 bis 2 Globuli pro Vogel ins Trinkwasser geben oder unter frisches Obst mischen.

Krankheitsbilder und ihre Behandlung

Die Darstellung und die Auswahl der typischen Vogelkrankheiten dient zwei Zielen: Zum einen soll der Vogelhalter lernen, krankhafte Symptome richtig einzuordnen. Zum andern erfährt er, was er selbst als erste Maßnahmen tun kann, ehe er einen Vogeltherapeuten oder Tierarzt aufsucht. Gleichzeitig wird aber auch klar gesagt, wo die Grenzen der Selbstbehandlung liegen und wann ein Vogel so schnell wie möglich in ärztliche bzw. therapeutische Hände gelangen muß.

Sie finden in diesem Buch Anweisungen zu Kraulpunkten, Farbtherapie und homöopathischen Heilmitteln. Manchmal nennen wir auch bestimmte Bach-Blüten. Bach-Blüten sind Blütenessenzen. Sie wurden benannt nach dem englischen Arzt Dr. Edward Bach, der herausgefunden hat, daß heimische Blüten, als Essenz aufbereitet, die psychische Seite einer Krankheit heilen können und auf verschiedene Art und Weise die Selbstheilungskräfte bei Mensch und Tier anregen.

Erkrankungen der Atemwege

Schnupfen

Schnupfen ist eine natürliche Ausscheidungsreaktion des Körpers. Der Vogelorganismus versucht dadurch, schädliche Stoffe loszuwerden, die über Leber, Niere, Darm und Haut nicht entsorgt werden können. Ständiger Streß, ausgelöst durch häufiges Einfangen, Revierstreitigkeiten oder Überbesetzung von Käfig und Voliere bewirken eine Milieuveränderung im Körper, die bewirkt, daß sich Krankheitserreger explosionsartig vermehren können und zu Krankheitssymptomen wie Schnupfen führen. Man sollte den Vogel in seinem Bemühen, Giftstoffe auszuschwemmen, unterstützen und keine unterdrückenden Maßnahmen ergreifen. Dadurch wird die Krankheit nach innen verdrängt.

Krankheitsbild

Der Vogel niest häufig und bohrt sich mit der Kralle im Nasenloch. Das austretende Sekret kann von verschiedener Farbe – durchsichtig, gelblich, weißlich, grünlich – und von unterschiedlicher Konsistenz – schleimig, zäh-fadenziehend, schmierig, wäßrig – sein. Oft ist auch die Umgebung der Nasenlöcher feucht und verklebt. Setzen sich die Ausscheidungen in den Nasenlöchern fest, dann äußert der Vogel die dadurch entstehenden Atembeschwerden durch Schnappatmung, »Backenblasen« und starkes Schwanzwippen. Zusätzlich können auch die Augen durch eine Bindehautentzündung am Krankheitsgeschehen beteiligt sein. Ist das Allgemeinbefinden des Vogels sehr gestört, zeigt er ein erhöhtes Schlafbedürfnis, hat wenig Appetit und plustert sich auf.

Erkrankungen der Atemwege

Wenn ein Besuch beim Therapeuten oder Tierarzt unumgänglich ist, sollte man sich alle Symptome merken und sie dem Therapeuten mitteilen, da dies die richtige Diagnose und Behandlung sehr erleichtert.

Ursachen
Abgesehen von den genannten Streßfaktoren sind Zugluft und nasse Kälte, z. B. bei der Haltung in Außenvolieren, die häufigsten Auslöser für Schnupfen; das gilt ganz besonders für tropische Vögel.

Auch Infektionskrankheiten wie Psittakose (Papageienkrankheit), Tuberkulose, Aspergillose oder Parasiten kommen als Auslöser für Atemwegserkrankungen in Betracht.

Sehr anfällig für Erkältungskrankheiten sind sogenannte »Federrupfer«, da durch das fehlende oder lückenhafte Gefieder der Wärmehaushalt nachhaltig gestört ist.

Vitamin-A-Mangel begünstigt ebenfalls die Entstehung von Erkrankungen der Atemwege, da dieses Vitamin sehr wichtig ist für den Aufbau einer gesunden Schleimhaut und einer intakten Immunabwehr.

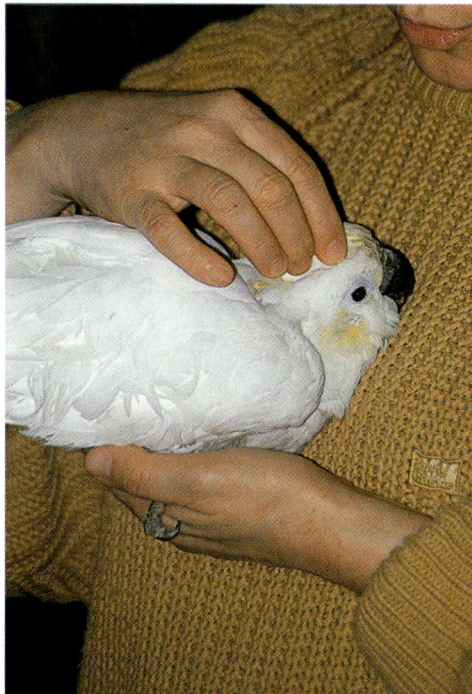

Dieser Kakadu hatte verstopfte Nasenlöcher, die mit verdampftem Teebaumöl und Kraulen der Nasenpunkte behandelt wurden.

Was Sie selbst tun können
– Sondern Sie den kranken Vogel ab oder halten Sie ihn mitsamt seinem Partner getrennt von anderen Käfig- oder Volierenmitbewohnern. Häufig bedeutet bei Paaren die Trennung zusätzlichen Streß für den erkrankten Vogel. Sie sollten abwägen, welches Risiko größer ist.
– Bieten Sie ihm je nach Vogelart leicht verdauliches Futter: gekochten Reis, Kolbenhirse, gekeimtes Körnerfutter, weiches, süßes Obst (beispielsweise Bananen).
– Nehmen Sie eine Aromalampe und verdampfen Sie in dem Wasserschälchen 3 Tropfen **Teebaumöl**. Stellen Sie die Aromalampe täglich für eine halbe Stunde in die Nähe des Käfigs, bis eine Besserung eintritt.
– Geben Sie täglich im Wechsel die beiden homöopathischen **Komplexmittel SC 30** und **SC 50**, je eine Gabe über das Trinkwasser. Bei Besserung die Mittel ausschleichend dosieren: alle 2 Tage, alle 3 Tage und dann nur noch 1 mal pro Woche.

Krankheitsbilder und ihre Behandlung

- Massieren Sie die Schnupfenpunkte direkt über den Nasenlöchern 3 mal pro Tag. Stimulieren Sie sehr sanft alle übrigen Kopfpunkte. Wenn es sich der Vogel gefallen läßt, massieren Sie auch die Fußgelenkpunkte (siehe S. 52).
- Bestrahlen Sie den Vogel täglich 20 Minuten mit Blaulicht und 10 Minuten lang mit Grünlicht, bis eine Besserung eintritt. Das Grünlicht kann vorübergehend die Ausscheidung des Nasen- und Augensekrets verstärken. Tritt eine Besserung ein, setzen sie zuerst das Grün ab, und fahren Sie mit der Blaulichttherapie noch 3 Tage fort.
- Massieren Sie die beiden Punkte oberhalb der Nasenlöcher (siehe Zeichnung S. 44). Sie dienen der Befreiung der Nase von Sekret und der Atemerleichterung.

Wichtig: Bessert sich das Allgemeinbefinden Ihres Vogels durch die Behandlung nicht innerhalb der nächsten 24 Stunden, muß unverzüglich ein Vogeltherapeut oder Tierarzt aufgesucht werden, der alle weiteren notwendigen Untersuchungen und Behandlungen der Krankheitsursache einleitet.

Nasennebenhöhlenentzündung
<u>Krankheitsbild</u>
Die Symptome ähneln dem Schnupfen, aber im akuten Fall kann es zu ein- oder beidseitigem Anschwellen im Bereich zwischen Augen, Nase und Gehörloch kommen.

<u>Ursachen</u>
Ein falsch oder gar nicht behandelter Schnupfen führt als Komplikation häufig zur Entzündung der Nasennebenhöhlen. Oft sind auch Pilzinfektionen beteiligt.

<u>Was Sie selbst tun können</u>
- Auch bei einer Nasennebenhöhlenentzündung empfiehlt sich das tägliche Inhalieren mit **Teebaumöl**.
- Bei einem zahmen Vogel geben Sie täglich in jedes Nasenloch 1 bis 2 Tropfen der homöopathischen Schnupfentropfen **Euphorbium com. Heel**.
- Ist der Vogel nicht zahm, so geben Sie 3 Globuli **Similasan SCH 133** und 3 Tropfen **Sanum Notakehl D5** bis zur Besserung; dann ausschleichend dosieren.
- **Massieren** Sie die beiden Punkte oberhalb der Nasenlöcher (siehe Abb. S. 44); sie dienen der Atemerleichterung und fördern die Sekretausscheidung.

Erkrankungen der Augen

Bindehautentzündung
Eine Bindehautentzündung tritt meist im Gefolge einer Erkältung auf. In der traditionellen chinesischen Medizin gehören die Augen zum Funktionskreis Leber-Galle.

Wie wichtig die Leber für die Funktion der Augen ist, erkennt man auch daran, daß zum Beispiel das Provitamin A (=ß-Carotin) in der Leber zu Vitamin A umgewandelt wird. Das Vitamin A ist wichtig für gutes Sehen. Diese Umwandlung kann aber nur geschehen, wenn die Leber in ihrer Funktion nicht gestört ist.

Augenerkrankungen lassen daher fast immer auf Leberstörungen und unterdrückte Emotionen schließen.

Erkrankungen der Augen

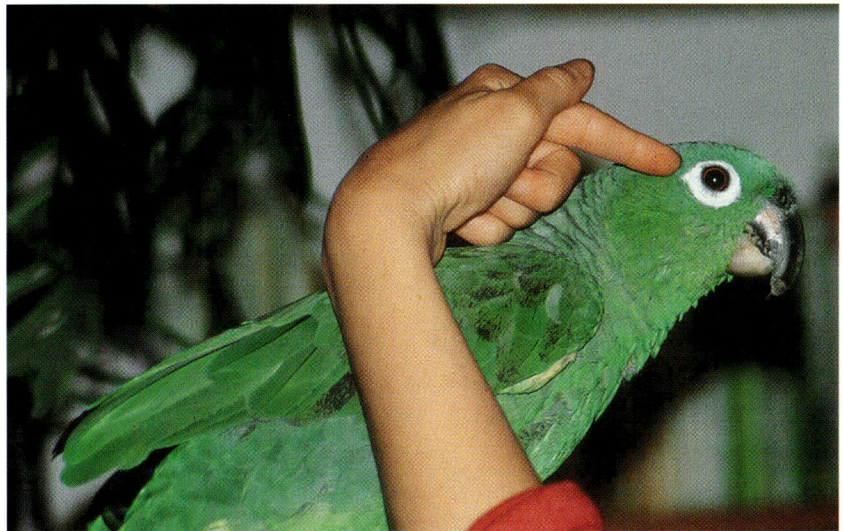

Der »Augenkorrektor« wird bei Augenerkrankungen sanft massiert.

Wichtig: Die sogenannte »Papageienkrankheit« (Psittakose) äußert sich unter anderem häufig in Entzündungen der Bindehaut. Daher sollte man bei Papageien und Sittichen beim Kauf unbedingt abklären, ob sie diese Krankheit haben, denn sie ist meldepflichtig!

Krankheitsbild
Man erkennt die Bindehautentzündung an ein- oder beidseitiger Schwellung und Rötung der Augenumgebung. Häufig entsteht Augenausfluß, der wäßrig-klar, gelblich, wundmachend oder nicht reizend sein kann. Den Juckreiz versucht der Vogel durch Scheuern an der Sitzstange zu lindern. Das betroffene Auge wird halb oder ganz geschlossen gehalten, und der Vogel zeigt ein erhöhtes Schlafbedürfnis.

Ursachen
Als Ursachen für eine Bindehautentzündung kommen in Frage: Bakterielle Entzündungen in Folge eines Schnupfens oder einer Nasennebenhöhlenentzündung, Psittakose, Pilzinfektionen, Zugluft, Verletzungen oder Fremdkörpereinwirkung (z. B. durch Vogelsandkörnchen), Reizungen durch Zigarettenrauch oder versprühte Insektizide, Leberfunktionsstörungen und Vitamin-A-Mangel.

Was Sie selbst tun können
– Der kranke Vogel wird in einen Käfig ohne Vogelsand übersiedelt, der Boden mit Küchenkreppapier ausgelegt.
– Die entzündeten und verklebten Augen werden vorsichtig mit einer Augenkompresse und einem **Teeaufguß** aus **Augentrost und Fenchelsamen** im Verhältnis 3:1 ge-

Krankheitsbilder und ihre Behandlung

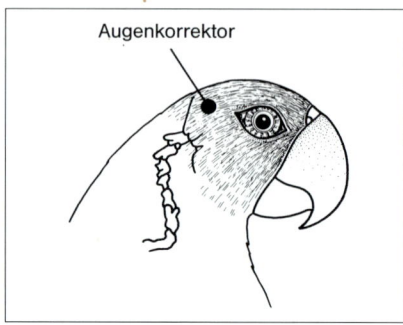

Der »Augenkorrektor« stärkt die Sehkraft.

säubert. Das Heilkraut Augentrost kann auch innerlich statt Trinkwasser angeboten werden.

> **Achtung!** Bitte kein eventuell noch vorhandenes Borwasser zu Spülzwecken verwenden, da dieses aufgrund seiner Toxizität mehr schadet als nutzt!

Auch Kamillentee eignet sich wegen der häufig auftretenden Allergien nicht als Augenspülmittel.

- Ein- bis zweimal täglich in jedes Auge einen Tropfen **Iso N Augentropfen** träufeln. Achtung! Augentropfen sind wegen der Gefahr mikrobakterieller Verunreinigung nicht länger als 6 Wochen haltbar.
- In das Trinkwasser geben Sie täglich 3 bis 5 Globuli **Iso Stoffwechselmittel 12**; bei Besserung langsam ausschleichen: alle 2 Tage, alle 3 Tage und nur noch 1 mal pro Woche.
- Setzen sie den Vogel täglich 2 mal für 20 Minuten unter Blaulicht und 1 mal für 10 Minuten unter Grünlicht.
- **Massieren** Sie sehr vorsichtig den Punkt neben dem Auge (siehe Zeichnung oben), er ist der stärkste »Augenkorrektor« beim Vogel.

Linsentrübung (Grauer Star, Katarakt)

Krankheitsbild
Als erstes Zeichen dieser Augenerkrankung fällt meist eine erhöhte Schreckhaftigkeit und Unsicherheit beim Fliegen und Landen des Vogels auf. Bei genauerem Hinsehen kann man eine weißliche Trübung, meist vom Zentrum des Auges ausgehend, erkennen. Diese Trübung schreitet im weiteren Krankheitsverlauf bis zur völligen Erblindung fort. Die Erkrankung ist für den Vogel nicht schmerzhaft. Er kann in einer Umgebung, die er gut kennt und in der im Falle der Erkrankung auch nichts verändert werden sollte, gut weiterleben.

Ursachen
Es kommen in Frage: Stoffwechselstörungen, Verletzungen des Auges, Alterserscheinungen oder erbliche Veranlagung.

Was Sie selbst tun können
Bringen Sie den Vogel in einem nicht zu großen Käfig unter, in dem er sich gut orientieren kann. Sitzstangen und Spielzeug sollten nicht verändert werden. Der Vogel sollte so schnell wie möglich in Behandlung!

- Wenn möglich, sollte der Vogel im täglichen Wechsel je 1 Tropfen **Mucokehl D5 Augentropfen von Sanum und Lens cristallina/Viscum comp. cum Stanno Augentropfen von Wala** ins Auge geträufelt bekommen.
- In das Trinkwasser geben Sie täglich je 2 Globuli **Gewebemittel 12** und **Stoffwechselmittel 12 von Iso**. Bei Besserung ausschleichend dosieren: alle 2 Tage, alle 3 Tage und nur noch 1 mal pro Woche.
- 1 mal pro Tag **Grünlicht** für 15 Minuten.

Krankheiten von Haut und Federn

- Sie können die **Bach-Blüten** Rockrose und Aspen verabreichen.
- Massieren Sie vorsichtig den »Augenkorrektor«, einen starken Energiepunkt neben den Augen (siehe Zeichnung S. 86).

Krankheiten von Haut und Federn

Hautverletzungen
Vögel in menschlicher Obhut sind oft Verletzungsgefahren ausgesetzt, weil sie nicht so gut ausweichen können wie in der freien Natur. Deshalb kann es auch bei der sorgfältigsten Haltung zu Unfällen kommen. Manche Vögel fügen sich auch durch Benagen oder Bepicken selbst Hautverletzungen zu.

Krankheitsbild
Je nach Ausmaß und Schwere der Verletzung fallen einem meist als erstes ein blutverschmiertes Gefieder, Blutspritzer am Käfigboden, auf der Sitzstange oder an den Wänden auf. Handelt es sich um eine Fußverletzung, so zieht der Vogel das betroffene Bein ins Gefieder ein oder ruht häufig auf dem Bauch sitzend. Meist ist das Allgemeinbefinden gestört und der Vogel wirkt ruhiger als sonst.

> **Wichtig:** Bei starken Blutungen, großflächigen Verletzungen, stark gestörtem Verhalten und bei Verdacht auf innere Verletzungen muß nach den Erste-Hilfe-Maßnahmen sofort ein Therapeut aufgesucht werden!

Ursachen
Ursachen können sein: Streitigkeiten unter den Käfigbewohnern, Stoffwechselstörungen oder psychische Störungen, die vor allem bei Papageienvögeln und Beos zum Selbstbepikken der Haut führen können. Manche Elternvögel verstümmeln ihre Jungen während der Aufzucht und Agression während der Balz unter Paaren kann ebenfalls Verletzungen zur Folge haben. Weitere Ursachen sind beschädigte Käfigeinrichtungen, Verletzungen bei Flugversuchen flügelgestutzter Vögel oder Verletzungen durch andere Haustiere wie Hund oder Katze.

Was Sie selbst tun können
- Der verletzte Vogel wird in einen separaten Käfig ohne Vogelsand übersiedelt, damit die Wunde nicht verschmutzt.
- Kleinere Blutungen werden durch Kompression mit blutstillender Clauden-Watte behandelt.
- Anschließend säubert man die Wunde mit Ringelblumentee oder Ringelblumentinktur, 1:10 mit Wasser verdünnt.
- Bis zur Abheilung der Verletzung bekommt der Vogel täglich 3 bis 4 Tropfen **Traumeel** ins Trinkwasser. Dieses homöopathische Komplexmittel eignet sich hervorragend zur Therapie von Verletzungen aller Art.
- Ist die Verletzung in einem federlosen Bereich (Füße), können Sie unterstützend täglich dünn **Traumeel-Salbe** auftragen.
- Falls beim Verheilen Juckreiz entsteht und der Vogel den Wundschorf immer wieder aufpickt, können Sie die Verletzung mit einem starken **Teeaufguß der frischen Vogel-Miere** besprühen oder betupfen. Das wirkt manchmal wie ein kleines Wunder! Man kann diesen

Krankheitsbilder und ihre Behandlung

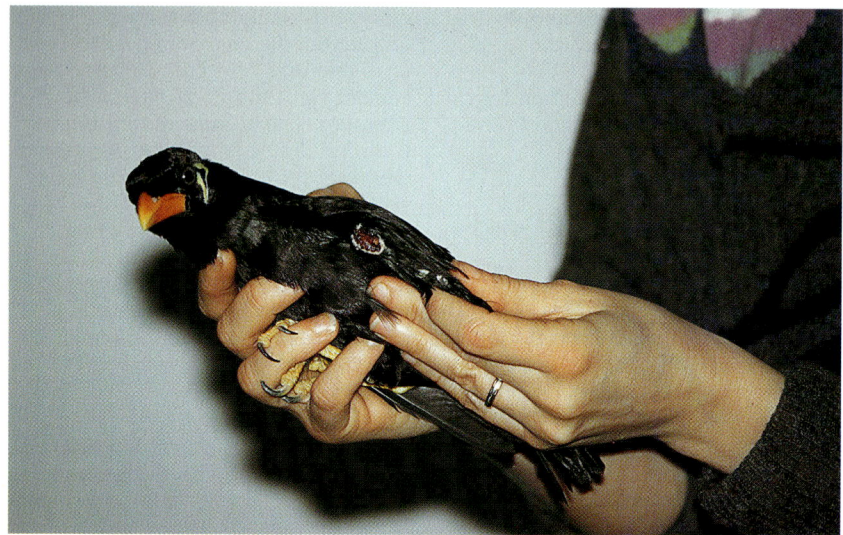

Das Flügelekzem dieses Beos wurde mit grünem und orangefarbenem Licht behandelt.

Aufguß – 2 Teelöffel Vogel-Miere auf 1 Tasse Wasser – mindestens 10 Minuten ziehen lassen und ihn auch als Badewasser anbieten. Die Vogel-Miere hat nicht nur juckreizstillende, sondern auch wundheilende Eigenschaften. Selbst im Winter findet sich im Garten frische Vogel-Miere.
– Ein Halskragen sollte nur im äußersten Notfall angelegt werden – z.B. wenn sich der Vogel ein großes Blutgefäß verletzt hat –, da diese Maßnahme für den Vogel großen psychischen Streß bedeutet.
– Setzen Sie den Vogel 1 mal täglich für 15 Minuten zur Wundabheilung unter **Grünlicht** und 1 mal täglich 15 Minuten zur Stabilisierung des Immunsystems und Anregung der Selbstheilungskräfte unter **Orangelicht**. Ist der Vogel nervös und verstört, setzen Sie ihn zusätzlich 20 Minuten unter Blaulicht.
– Verabreichen Sie 5 Tage lang die **Bach-Blüten** Star of Bethlehem, Aspen und Rockrose, je 5 Tropfen in 100 ml Mineralwasser. Geben Sie täglich 1 Teelöffel dieser Mischung ins Obst oder Weichfutter.

Hautentzündungen und Ekzeme

Der Zustand der Haut wird nicht nur durch äußere Einflüsse wie z.B. UV-Licht, Bakterien, Pilze und Alterungsvorgänge beeinflußt, sondern auch durch innere Organstörungen, vor allem durch Leber und Niere, und durch psychische Belastungen. In vielen Fällen sind Haut- und Gefiederstörungen die ersten Anzeichen einer organischen Erkrankung. Die Federn gelten in der Vogelheilkunde als Hautanhangorgan. Alles dies macht deutlich,

Krankheiten von Haut und Federn

daß die Haut in einer ständigen Wechselbeziehung zum Gesamtorganismus steht. Man nennt sie auch »die zweite Lunge«.

Wichtig: Behandeln Sie Ekzeme oder Hautentzündungen nie mit cortisonhaltigen Salben, denn es besteht die Gefahr, daß Sie dem Vogelorganismus dadurch die letzte Möglichkeit nehmen, sich auf natürlichem Wege von Giftstoffen zu befreien. Ist auch dieser Weg versperrt, drängen Sie die Krankheit ins Körperinnere zurück, was fatale Folgen haben kann. Das heißt, man darf nicht die Symptome bekämpfen, sondern es muß immer die Ursache der Hauterkrankung gefunden und behandelt werden.

Krankheitsbild
Der Vogel ist nervös und bearbeitet mit seinem Schnabel ständig die betroffene Hautstelle, die ihn juckt oder ihm brennende Schmerzen verursacht. Meist fallen im betroffenen Gebiet die Federn aus oder werden vom Vogel selbst entfernt. Die dabei entstehenden Hautveränderungen können sich in sehr verschiedenen Symptomen äußern: zum Beispiel als gerötete, geschwollene, aber trockene Hautstelle, oder es bilden sich Hauteinrisse, die eine klebrige, gelbliche Flüssigkeit absondern. Auch mit Flüssigkeit gefüllte Bläschen können aufplatzen, ihr Sekret dabei entleeren und Krusten bilden. Bei manchen Vogelarten tritt eine solche Hautveränderung bevorzugt unter den Flügeln auf. Häufig hindert das den Vogel am Fliegen. Es kann aber auch jeder andere Körperteil betroffen sein.

Wichtig: Bereits infizierte Ekzeme, die meist am unangenehmen Geruch erkennbar sind, sollten sofort von einem kundigen Therapeuten oder Tierarzt behandelt werden.

Ursachen
Als Ursachen kommen in Frage: Leber- und/oder Nierenstoffwechselstörungen, psychische Belastungen, Spätfolgen von nicht oder schlecht verheilten Verletzungen, Pilzerkrankungen, Bakterien, Parasiten.

Was Sie selbst tun können
- Der Vogel wird in einen separaten Käfig ohne Sand übersiedelt.
- Offene Hautstellen können Sie mit **Ringelblumentinktur**, 1:10 mit Wasser verdünnt, vorsichtig säubern.
- Statt Trinkwasser bieten Sie dem Vogel jeden 2. Tag einen **Teeaufguß aus Stiefmütterchenkraut** an, der schmerzstillend und entzündungswidrig wirkt und den Nierenstoffwechsel anregt.
- Ein wundheilender, juckreizstillender Teeaufguß besteht zu gleichen Teilen aus **Zinnkraut**, **Gundelrebe und Stiefmütterchenkraut**. Sie können diese Mischung täglich auf die erkrankten Partien aufsprühen. Dazu eignet sich eine saubere Blumenspritze, die zuvor keine chemischen Spritzmittel enthalten hat.
- In das Trinkwasser geben Sie täglich 3 Globuli **Similasan Haut 110** und 3 Tropfen **Schwef-Heel** (bei kleinen Vögeln reicht 1 Tropfen), bis eine Besserung eintritt, dann ausschleichend dosieren: alle 2 Tage, alle 3 Tage und nur noch 1 mal pro Woche.

Krankheitsbilder und ihre Behandlung

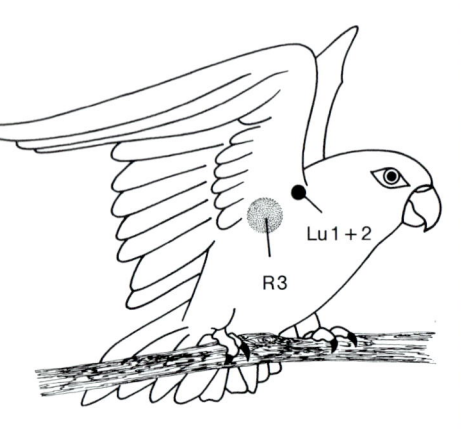

Die Milz-Reflexzone und die Lungenpunkte sind beliebte Kraulstellen bei Kakadus, Aras und Großpapageien.

- Da die Hauterkrankungen den gesamten Organismus belasten, können Sie durch die Kraulschule wesentlich dazu beitragen, daß der Stoffwechsel des Vogels zur Giftausscheidung angeregt wird und wieder eine Balance der Energien entsteht. **Massieren** Sie sanft alle Punkte, die der Vogel zuläßt.

> **Wichtig:** berühren Sie die erkrankten Hautstellen nicht!

- Setzen Sie den Vogel täglich für 15 Minuten unter **Grünlicht** und für 20 Minuten unter **Blaulicht**, wenn die Hauterkrankung mit Sekretausscheidung verbunden ist. Hat sich Schorf gebildet, lassen sie das Grünlicht weg und ersetzen es durch **Gelblicht** (20 Min.).
- Geben Sie eine Mischung der **Bach-Blüten** Beech, Elm, Olive, Impatience, je 5 Tropfen in 100ml Mineralwasser, täglich 1 Teelöffel ins Obst oder Weichfutter.
- Falls das Ekzem sich nicht in der Achselhöhle unterm Flügel befindet, massieren Sie die lymphatische Zone **(Lu 1 + 2)** an dieser Stelle und die Brust beidseitig. Das regt den Lymphfluß an. Besonders Kakadus lieben das Kraulen dieser Zonen.

Mauserstörungen

Die Mauser an sich ist keine Krankheit, sondern ein ganz natürlicher Vorgang, um das alte Gefieder zu erneuern. Das geschieht bei manchen Vogelarten zu bestimmten Jahreszeiten, bei anderen fehlt ein fester Rhythmus, so daß das ganze Jahr hindurch kontinuierlich gemausert wird. Der Vogel verliert jedoch niemals soviele Federn auf einmal, daß er flugtauglich wird. Tauchen größere Gefiederlücken auf, die sich nicht oder nur sehr langsam schließen, so nennt man das eine Stockmauser.

> **Wichtig:** Bei Papageienvögeln gibt es eine Viruserkrankung, bei der langsam das ganze Federkleid verschwindet und neue Federn nicht mehr oder mißgebildet nachwachsen. Eine ähnliche Erkrankung mit Verlust der Schwungfedern kommt vor allem bei Wellensittichnestlingen als sogenannte »Rennerkrankheit« vor. Auch das Federrupfen, eine Verhaltensstörung, die bei Papageien und Sittichen gehäuft auftritt, ähnelt im Anfangsstadium einer Mauserstörung. Federverluste bei Papgeienvögeln sollten deshalb zuerst von einem kundigen Therapeuten oder Tierarzt geprüft werden.

Krankheiten von Haut und Federn

Krankheitsbild
Häufig äußern sich Mauserstörungen mit kahlen Stellen im Kopf- und Halsbereich. Aber auch an anderen Stellen können sich Gefiederlücken bilden. Die Hautbeschaffenheit ist unverändert und es besteht meist kein Juckreiz. Das Allgemeinbefinden ist selten beeinträchtigt.

Ursachen
Dies können sein: fehlerhafte Ernährung, zu wenig Sonnenlicht und Frischluft, zu niedrige Luftfeuchtigkeit (Heizungsluft im Winter), ständige Temperaturschwankungen, Streß, Nierenfunktionsstörungen, hormonelle Erkrankungen. In der chinesischen Medizin werden die Kopffedern dem Funktionskreis Blase-Niere und die Körperbefiederung sowie die Körperhaut dem Funktionskreis Leber-Galle sowie Lunge-Dickdarm zugeordnet. Deshalb ist auch je nach Lage der Gefiederlücken nach der entsprechenden Ursache zu suchen.

Was Sie selbst tun können
- Überprüfen Sie, ob die Nahrung des Vogels genügend Frischkost enthält.
- Für ein gesundes, glänzendes Gefieder ist vor allem eine kieselsäurereiche Nahrung wichtig. Nehmen Sie deshalb immer **Hirse** und **Vogel-Knöterich**, eine alte Vogelfutterpflanze, die sich kleingeschnitten im Frühjahr und Sommer unter jedes Futter mischen läßt, in den Speiseplan auf.
- Sie können auch eine Zeitlang Tee aus **Acker-Schachtelhalm** statt Trinkwasser verabreichen.
- Wenn möglich, setzen Sie den Vogel in der wärmeren Jahreszeit viel an die **frische Luft** – aber bitte in den Halbschatten. Stellen Sie außerdem unbedingt ausreichende und saubere Bademöglichkeiten zur Verfügung.
- Geben Sie Ihrem Vogel während der Mauser täglich **Supracell SC20** nach Anweisung des Beipackzettels in das Trinkwasser.
- 1 mal pro Woche verabreichen Sie ein Kieselsäurepräparat, z. B. **Sikapur**, 1/2 Teelöffel auf 100 ml Wasser.
- Zur Versorgung mit Spurenelementen eignet sich auch ein mineralstoffreiches Pflanzenpulverpräparat wie z. B. **Minaktivkalk von Metz**. Geben Sie davon 1 bis 2 mal pro Woche 1 Messerspitze unter das Weichfutter oder Keimfutter. Das Mittel hat den Vorteil, daß es nicht überdosiert werden kann, da alle mineralischen Inhaltsstoffe in natürlicher Zusammensetzung und bereits von der Pflanze verstoffwechselt vorliegen. Dadurch kann sie der Vogelorganismus leichter verwerten.
- Da die Mauser einen erhöhten Energiebedarf fordert, ist das Kraulen aller Punkte, die dem Vogel angenehm sind, sehr gut geeignet, auf sanfte Weise Energie bereit zu stellen.
- **Kraulen** Sie den Vogel, so oft er mag, unter dem Flügel in der Achselhöhle. Dort befindet sich die lymphatische Zone für Milz und Bauchspeicheldrüse (siehe Zeichnung S. 90).

Federbalgzysten
Vor allem die langfederigen Rassen unter den Kanarienvögeln (Haubenkanarien, Frisierte) neigen zu dieser Federwachstumsstörung. Aber auch

Krankheitsbilder und ihre Behandlung

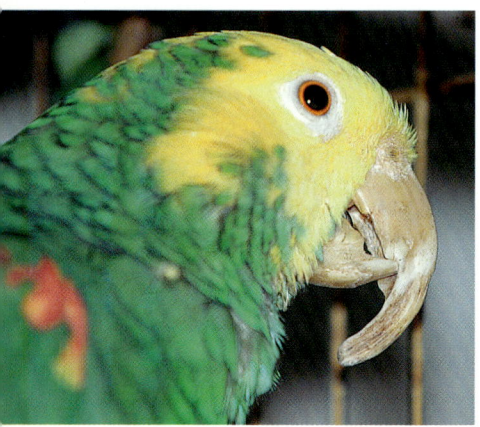

Schnabelüberwuchs ist ein Zeichen von einseitig überschießender Energie.

bei Wellensittichen und manchen größeren Papageienarten kommt es während des Federwachstums manchmal zur Zystenbildung.

Krankheitsbild
Die im Wachstum begriffene Feder kann sich nicht durch die Haut schieben und rollt sich im Federfollikel ein. Um die eingeschlossene Feder bildet sich trübes Sekret, aus dem sich schließlich eine Zyste hervorwölbt. Bevorzugte Stellen für Zysten sind Flügel, Brust und Bauch. Manchmal lösen diese Zysten Hautreizungen aus, die vom Vogel bepickt werden. Dann kann es zu Blutungen kommen.

> **Achtung**: Ist die Umgebung der Zyste stark gerötet, heiß und sehr berührungsempfindlich, so ist zusätzlich das Allgemeinbefinden des Vogels stark gestört. Suchen Sie in diesem Fall sofort einen Tierarzt auf, der die Federbalgzyste chirurgisch behandelt.

Ursachen
Die Hauptursache liegt in der Konstitution des Vogels und in einer Schwäche, die besonders durch Mutationen in der Zucht begünstigt wird.

Was Sie selbst tun können
- Bieten Sie statt des normalen Badewassers einen **Teesud aus Ringelblumen und Eibischblättern** zu gleichen Teilen an oder besprühen Sie den Vogel an der Zystenstelle damit. Diese Teemischung kann eine Erweichung der Zyste bewirken, so daß sie sich öffnet und das Sekret abfließt.
- Geben Sie täglich 3 Globuli **Similasan Can**. Schimmert die mit Flüssigkeit gefüllte Zystenblase gelblich durch die Haut hindurch, so geben Sie zusätzlich 3 Globuli **Similasan Hep 1** dazu. Mit fortschreitender Besserung beide Mittel ausschleichend dosieren.
- Als Farbtherapie setzen Sie abwechselnd **Grün** und **Gelb** für je 30 Minuten pro Tag ein.

Fehlerhaftes Wachstum von Schnabel- und Krallenhorn

Krankheitsbild
Beim Schnabelhorn kann es zu übermäßigem Längenwachstum (Kreuzschnabel, Überschnabel) oder zu schiefem Wachstum (Ober- und Unterschnabel passen nicht mehr zusammen) kommen. Das Hornmaterial kann aber auch zu spröde und brüchig sein und dadurch absplittern. Kommt es zu hochgradigen Veränderungen im Schnabelbereich, kann der Vogel keine Nahrung aufnehmen. Außerdem kann er mit brüchigen, überlangen oder abgesplitterten Krallen

am Käfiggitter, an der Gardine, im Geäst oder am Teppichboden hängenbleiben und sich ernsthaft verletzen.

Ursachen
Mangelnde Abnutzungsmöglichkeiten, Vitamin- und/oder Mineralstoffmangel, Stoffwechselstörungen (z. B. Lebererkrankung), Viruserkrankungen bei Papageienvögeln, Pilzbefall, Bißverletzungen, Unfälle, Befall mit Räudemilben (häufig bei Wellensittichen!), Hauttuberkulose und Tumore können die Ursache sein.

> **Wichtig:** Müssen die Krallen geschnitten werden, so achten Sie darauf, daß Sie die Blutgefäße in der Kralle nicht verletzen. Bei hellen Krallen schimmern sie dunkel durch das Horn. Legen Sie vorsichtshalber blutstillende Watte und Hamamelistinktur (unverdünnt auftupfen) bereit. Große Schnabelfehlbildungen, vor allem übermäßiges Längenwachstum, müssen von einem Tierarzt korrigiert werden. In solchen Fällen unbedingt die Ursache abklären lassen!

Was Sie selbst tun können
- Bieten sie immer genügend Naturäste zum Benagen, möglichst mit rauher Rinde (Holunder).
- Achten Sie darauf, daß der Durchmesser der Käfigstangen so groß ist, daß die Krallen nicht darumherum reichen. Am besten ist es, wenn Sie Naturäste in den Käfig klemmen, die keinen gleichmäßigen Durchmesser haben.
- Achten Sie auf vielseitige Kost, vermeiden Sie zusätzliche Vitamingaben.
- Zur Festigung der Hornstruktur geben Sie 6 Wochen lang täglich je **2 Globuli Iso Gewebemittel 4** und **Silicea C30** in das Trinkwasser oder in die Mauser-Teemischung.
- Streuen Sie eine zerpulverte Tablette **Urticalcin** (Fa. Stüber) über das Obst, Keim- oder Weichfutter. Zusätzlich können Sie 3 mal pro Woche 1 Messerspitze **Minaktiv-Kalk** über das Futter streuen.

Erkrankungen des Verdauungssystems

Kropfentzündung
Krankheitsbild
Der Vogel sitzt häufig am Futternapf und stochert darin herum, ohne wirklich viele Körner aufzunehmen. Er erbricht unverdaute Körner und zähen, oft sauer riechenden Schleim, den er unter Würgen und Kopfschütteln loszuwerden versucht. Die Kopffedern sehen zerzaust, feucht und struppig aus. Der mit Schleim und Körnern gefüllte Kropf wölbt sich sichtbar unter dem Gefieder vor. Besteht die Kropfentzündung länger, magert der Vogel stark ab. Das Allgemeinbefinden ist gestört. Zahme handaufgezogene Papageien betteln auch häufig vor lauter Hunger wie Jungvögel ihre Pflegeperson an.

Ursachen
Dazu zählen Infektionen mit Bakterien, Pilzen (Hefepilze, Schimmelpilze) und Einzellern (Trichomonaden). Mangelnde Hygiene bei der Futterzubereitung, Gärung von Keimfutter, Weichfutter oder Obst, vor allem in der heißen Jahreszeit oder Verunreinigung des Futters durch Kot sind weitere Ursachen. Häufig ist die Kropfentzün-

Krankheitsbilder und ihre Behandlung

dung aber nur ein Begleitsymptom einer ganz anderen Krankheit (beispielsweise bei einem Tumor im Bauchraum, Magenerkrankung, Nierenfunktionsstörung). Auch Vitamin-A-Mangel kann zum Entstehen einer Kropfentzündung beitragen.

> **Wichtig:** Bei einzeln gehaltenen, männlichen Papageienvögeln kommt es im Rahmen des Balzverhaltens mangels Sexualpartner häufig zum Füttern von Spiegeln, Spielzeug oder des menschlichen Partners. Dabei würgt der Vogel die Körner hoch und schluckt sie meist gleich wieder ab. Das ist nicht krankhaft, sondern gehört zum normalen Verhaltensrepertoire der männlichen Vögel, die ihre Weibchen in der Brutzeit füttern.

Was Sie selbst tun können
- Achten Sie auf ausreichende Hygiene bei der Futterzubereitung.
- Reichen Sie Obst und Trinkwasser im Sommer zweimal pro Tag frisch.
- Geben Sie dem Vogel bei Kropfentzündung die auf Seite 76 beschriebene Teemischung.
- Reichen Sie leicht verdauliche Nahrung, z.B. gekochten Reis, gequollene Körner, Kolbenhirse, in mehreren kleinen Portionen am Tag.
- Geben Sie je **2 Globuli Nux vomica C30** und **Iso Gewebemittel 12** in den Teeauszug.
- Bestrahlen Sie den Vogel täglich 20 Minuten mit Blaulicht.

> **Wichtig:** Kommt es innerhalb von 2 Tagen zu keiner Besserung, müssen Sie einen Vogeltherapeuten oder Tierarzt aufsuchen!

Kropfverstopfung (Kropfanschoppung)

Krankheitsbild
Durch die Überfüllung des Kropfes mit Futter, Sand oder Grit wölbt sich der Kropf stark hervor. Dadurch wird die Kropfwand überdehnt, so daß die Muskulatur den Inhalt nicht weitertransportieren kann. Schließlich erschlafft sie. Der Kropf fühlt sich teigig oder hart an. Der Vogel ist apathisch, manche Vögel bekommen Durchfall. Drückt der übervolle Kropf auf die Luftröhre, so leidet der Vogel unter Atemnot. Bei Handaufzuchten von Papageienküken entleert sich manchmal der Kropf zu langsam. Dann stellen sich Gärungserscheinungen ein, durch die der Kropf wie ein Luftballon mit Gas gefüllt wird.

Ursachen
Die Ursachen der Kropfanschoppung sind nicht genau bekannt. Man nimmt an, daß der Vogel zu schnell größere Mengen an Futter, Grit und Sand aufnimmt; ein Enzymmangel könnte ebenfalls die Ursache sein.

> **Wichtig:** Da der Vogel kein Futter mehr aufnehmen kann, sollte man spätestens nach 1 bis 2 Stunden einen Vogeltherapeuten oder Tierarzt aufsuchen!

Was Sie selbst tun können
- Stellen Sie immer ausreichend Grit zur Verfügung, dann überfrißt sich der Vogel nicht durch Gritentzug.
- Brühen sie einen leichten Kamillentee auf und lassen Sie ihn abkühlen. Lösen Sie darin je **2 Globuli Nux vomica D6, Plumbum D6** und **Opium D30** auf. Geben Sie von dieser Lösung 2 bis 3 Tropfen mit einer

Erkrankungen des Verdauungssystems

Pipette in den Schnabel.
- Geben Sie nach der Kropfverstopfung eine zeitlang leicht verdauliches Futter, in kleinen Portionen über den Tag verteilt.

Durchfallerkrankungen, Darmentzündung

Bei einer Durchfallerkrankung ist der Körper bestrebt, Schadstoffe, z. B. Parasiten, Krankheitserreger, schädliche Stoffwechselprodukte, Umweltgifte und andere Toxine auf dem schnellsten Wege abzugeben. Daher sollte dieser Vorgang nicht sofort abgebremst werden. Mit sanften Methoden versucht man, den Vogel darin zu unterstützen. Wird nämlich der Ausscheidungsweg blockiert, kann es durch die im Körper verbleibenden Gifte zu einer Schädigung lebenswichtiger Organe kommen.

Krankheitsbild

Der Vogel ist aufgeplustert, vor allem im Bauchbereich, und wirkt apathisch. Der Kot verändert sich in Konsistenz, Farbe und/oder Geruch. Das Gefieder im Kloakenbereich ist verschmutzt. Bei Finkenvögeln sieht man nach dem Wegblasen des Gefieders die entzündeten Darmschlingen durch die Haut schimmern. Durch den Flüssigkeitsverlust stellt sich oft großer Durst ein, der Vogel frißt wenig oder gar nicht und magert rasch ab. Durch den Wasser- und Elektrolytverlust kann es auch zu Kreislaufstörungen kommen.

Ursachen

Ein Befall der Darmschleimhaut mit Bakterien, Pilzen, Parasiten und anderen Mikroorganismen löst beim Vogel schnell Kotveränderungen aus. Weitere Ursachen können Futterum-

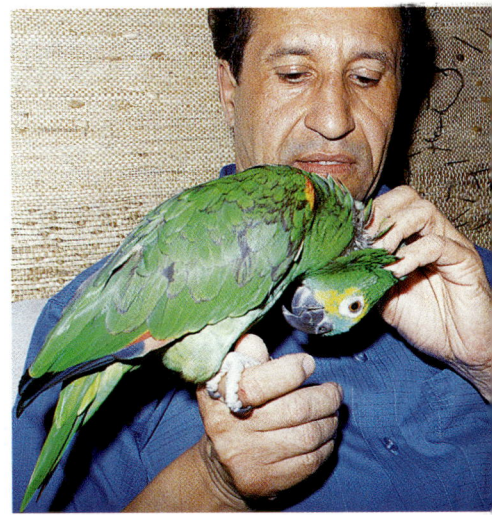

Kraulen des Atempunkts und des Hinterkopfes beugt Pilzbefall vor.

stellungen sein (Obst, Keimfutter) oder Vergiftungen durch Zimmerpflanzen, Blei, Arzneimittel und Haushaltschemikalien. Verdorbene oder menschliche Kost und Stoffwechselstörungen können ebenfalls Durchfall und Darmentzündung hervorrufen.

> **Achtung:** Unter Streß setzen die meisten Vögel häufiger Kot ab, der viel dünnflüssiger ist als sonst. Das ist eine sehr weise Einrichtung der Natur! Durch die Darmentleerung verringert sich das Körpergewicht, was wiederum die Flucht durch schnellen Abflug erleichtert. Ist der Streß vorbei, normalisiert sich der Kot wieder.

Was Sie selbst tun können
- Ersetzen Sie das Trinkwasser durch die **Teemischung** bei Durchfallerkrankungen (siehe Seite 76).

Krankheitsbilder und ihre Behandlung

- Bieten Sie dem Vogel leicht verdauliche Speisen an. Für Fruchtfresser eignen sich Banane und Heidelbeeren.
- Mischen Sie unter diese Schonkost 1 gehäufte Messerspitze **Luvos Heilerde ultra**.
- Geben Sie in den Tee je **2 Globuli Iso Darmmittel 1 und 2** und **1 Globuli Okoubaka C30** bis zur Besserung.
- Setzen Sie den Vogel 15 Minuten unter **grünes** und 20 Minuten unter **gelbes** Licht.
- Kraulen Sie Ihren Vogel, so oft und so lange er will. Er braucht Wärme und Zuwendung!

> **Wichtig:** Zeigt sich innerhalb von 24 Stunden keine deutliche Besserung, müssen Sie einen Vogeltherapeuten oder Tierarzt aufsuchen, damit er die Ursache der Darmerkrankung abklärt.

Verstopfung
Krankheitsbild
Verstopfung tritt bei Vögeln seltener auf. Sie zeigt sich durch häufigen Kotdrang, Wippen mit dem Hinterleib ohne Kotabsatz, seitliches Schwanzschütteln, Unruhe und Bepicken der Kloakengegend. Bei länger andauernden Beschwerden sitzt der Vogel mit gesträubtem Gefieder lustlos herum, er frißt wenig oder gar nicht.

> **Wichtig:** Eine Darmentzündung oder Legenot verläuft mit ähnlichen Krankheitssymptomen!

Ursachen
Aufnahme von schwer verdaulichem Futter, Fremdkörpern oder Giften. Tumore können die Darmpassage verhindern. Zu wenig Trinkwasser, Fettsucht, Bewegungsmangel oder massiver Wurmbefall können weitere Ursachen sein.

Was Sie selbst tun können
- Achten Sie auf eine ausgewogene Futterzusammenstellung
- Erhöhen Sie den Obst- und Gemüseanteil.
- Geben Sie dem Vogel je **2 Globuli Nux vomica D6, Iso Darmmittel 1** und **Alumina D6** in wenig Wasser aufgelöst. Davon alle Viertelstunde 1 bis 2 Tropfen.
- Wirken die Homöopathika nicht, träufeln Sie mit einer Pipette etwas dickflüssiges Paraffinöl in die Kloake und massieren Sie leicht die Darmgegend.
- Massieren Sie oberhalb der Nasenlöcher die Dickdarmpunkte (siehe Zeichnung S. 44).
- Bei Verdacht auf abgeschluckte Fremdkörper als Ursache der Verstopfung geben Sie dem Vogel **2 Globuli Silicea D200**.

> **Wichtig:** Bessert sich der Zustand des Vogels nicht innerhalb von 24 Stunden, suchen Sie einen Vogeltherapeuten oder Tierarzt zur Abklärung der Ursache auf.

Darmparasiten
Krankheitsbild
Je nachdem, mit welchen Parasiten (Würmer, Einzeller) der Vogel befallen ist, kommt es zur Ausbildung von unterschiedlichen Symptomen. Die meisten freilebenden Vögel haben verschiedene Darmparasiten, leben aber mit ihnen in einem Gleichgewicht, weil ihr Immunsystem intakt ist und die Zahl der Parasiten auf ein trag-

Harn- und Geschlechtsorgane

bares Maß reduziert. Bei einer Schwächung des Immunsystems vermehren sich die Parasiten geradezu massenhaft, weil sie plötzliche bessere Lebensbedingungen im Körper vorfinden. Dann treten Krankheitssymptome wie Durchfall (auch blutig), Gewichtsverlust trotz Futteraufnahme, aufgeblähter Bauch, Apathie und Lähmungserscheinungen (bei hochgradigem Spulwurmbefall) auf.

Ursachen
Importvögel sind häufig Träger verschiedener Darmparasiten. Die Ansteckung kann auch über Wildvögel erfolgen, die mit ihrem Kot Eier oder Larven ausscheiden, welche im feuchten Erdboden sehr lange überlebensfähig sind. Diese Parasitenstadien können bei Verabreichung von Frischfutter oder in Außenvolieren auf Heimvögel übertragen werden. Auch über Futtertiere (beispielsweise Regenwürmer oder Insekten) kann man Heimvögel mit bestimmten Parasiten infizieren.

Wichtig: Die Behandlung von parasitären Darmerkrankungen muß dem erfahrenen Vogeltherapeuten oder Tierarzt überlassen werden, denn Darmparasiten schädigen den Wirtsvogel auf dreifache Weise:
1. Durch Verletzung der Magen-Darm-Schleimhaut (mechanisch und chemisch).
2. Durch Ausscheidung giftiger Stoffwechselprodukte, die den Wirtsorganismus schädigen.
3. Durch Entzug wichtiger Nährstoffe, was nach einiger Zeit beim Vogel zu Mangelerscheinungen führt.

Muß Ihr Vogel mit einem chemischen Wurmmittel behandelt werden, so können Sie die Ausleitung der Gifte mit homöopathischen Heilmitteln unterstützen. Geben Sie 2 bis **3 Globuli Ledum D12** morgens und abends. Als Nachbehandlung bei Kokzidien-Befall (Kokzidien sind parasitäre Einzeller) geben Sie **2 bis 3 Gobuli China D6** morgens und abends.

Was Sie selbst tun können
– Wenn Ihre Gartenvoliere nicht überdacht ist oder die Maschengröße erlaubt, daß Wildvögel hindurchschlüpfen, gelangt leicht Wildvogelkot in die Voliere. Führen Sie mit Ihrem Vogel deshalb eine Kur zur Stärkung des Darmmilieus durch:
– Vier Wochen bevor Ihr Vogel in die Außenvoliere darf, geben Sie ihm täglich **je 1 Globuli Abrotanum D1** und **Iso Darmmittel 1 und 2**. Dazu einmal pro Woche (also im ganzen viermal) **3 Globuli Calcium carbonicum C200**.
– Verfüttern Sie in der Freiluftsaison Knoblauchzehen, Bärlauch, Kürbiskerne (wirken gegen Bandwürmer!) und Karotten.
– Führen Sie diese vorbeugenden Maßnahmen vor allem bei Vögeln durch, die sich gerne auf dem Boden aufhalten, wie z. B. verschiedene australische Sittiche, manche Kakaduarten oder Wachteln.

Erkrankungen der Harn- und Geschlechtsorgane

Legenot
Krankheitsbild
Auch einzeln gehaltene Vogelweibchen legen in Gefangenschaft häufig

Krankheitsbilder und ihre Behandlung

unbefruchtete Eier – das gilt zum Beispiel für Wellen- und Nymphensittiche.
Legenot bedeutet, daß der Vogel Schwierigkeiten hat, das Ei auszustoßen. Einige Tage vor der Eiablage ist das Hinterteil deutlich geschwollen. Der Vogel sitzt aufgeplustert und breitbeinig (sogenannte Pinguinsitzstellung) mit hängenden Flügeln auf der Stange oder am Boden und atmet schwer.
Je länger der Zustand andauert, desto apathischer wird der Vogel. Die Kotausscheidung verändert sich, sie wird größer, wird blutig oder bleibt aus. Tastet man die Gegend um die Kloake ab, so kann man das Ei deutlich spüren.

Ursachen
Mangel an Mineralstoffen zum Aufbau der Eierschale, abrupter Temperaturwechsel, Wettersturz, Dauereierlegen (das erschöpft die Kalkreserven im Körper), Fettleibigkeit, hormonelle Störungen, Erkrankungen der Geschlechtsorgane, Streß durch Artgenossen und eine ungeeignete Nistmöglichkeit sind einige der möglichen Ursachen. Junge Weibchen, die zum erstenmal ein Ei legen, leiden aufgrund mangelnder Dehnungsfähigkeit der Kloake oft an Legenot.

Wichtig: Ist der Vogel stark erschöpft und wird das Ei nach den ersten Maßnahmen nicht gelegt, sollten Sie besser sofort einen erfahrenen Vogeltherapeuten oder Tierarzt aufsuchen, denn wenn es zu Komplikationen kommt (das Ei ist zu groß oder es rutscht im Eileiter hin und her) kann ein chirurgischer Eingriff nötig werden.

Was Sie selbst tun können
– Achten Sie auf ausreichende Mineralstoffversorgung (es sollte immer ein Kalkstein oder eine Sepiaschale am Käfig befestigt sein).
– Geben Sie weiblichen Vögeln einmal pro Woche je **2 Globuli Calcium carbonicum C30 und Calcium phosphoricum C30**. In dieser potenzierten Form dient das Kalzium als Katalysator, das heißt, es kurbelt den Kalkstoffwechsel an.
– Leidet Ihr Vogel unter Dauereierlegen, so geben Sie 1 bis 2 Monate lang täglich 1 bis 2 Tropfen SC Supracell und **1–2 Globuli Agnus castus D4**. Das dämpft übrigens auch den Fütterungstrieb einzeln gehaltener männlicher Vögel.
– Befindet sich Ihr Vogel kurz vor der Eiablage, geben Sie ihm solange, bis das Ei gelegt ist, 3 mal täglich je **1 bis 2 Globuli Pulsatilla D4** und **Caulophyllum D4**. Das erleichtert die Ausstoßung des Eis, wenn anatomisch alles in Ordnung ist.
– Nach der Eiablage sollten Sie dem Vogelweibchen eine Woche lang je **1 bis 2 Globuli Arnica D4** und **Bellis perennis D6** geben.

Nierenerkrankungen
Krankheitsbild
Der sonst weiße und feste Harnanteil ist nicht mehr geformt, sondern durchsichtig und wäßrig. Manchmal sind die Ränder durch Blut rötlich gefärbt. Der grünlich-braune Kotanteil ist häufig unverändert. Am Kloakengefieder können weiße Harnsäurekristalle kleben. Der Vogel ist auffallend ruhig und sträubt sein Gefieder oberhalb des Bürzels. Er sitzt breitbeinig und horizontal geneigt auf der

Harn- und Geschlechtsorgane

Stange, zeigt ein erhöhtes Trinkbedürfnis und frißt wenig. Bereits nach kurzer Krankheitsdauer magert das Tier stark ab.

Achtung: Der häufiger dünnflüssige und durchsichtige Harnanteil kann bei Handaufzuchten kleinerer Papageien (Mohrenköpfchen, Meyers Papageien) zur Konstitution gehören! Je nachdem, womit sie als Küken großgezogen wurden, hat sich der Darm auf eine schnellere Passage eingestellt. In diesem Falle ist keine Behandlung erforderlich.

Ursachen
Ernährungsfehler wie zu kochsalzhaltige, fettige oder eiweißreiche Kost, Infektionskrankheiten, Vergiftungen, Nebenwirkungen von Arzneimitteln (Antibiotika, Antimykotika) und eine ungenügende Flüssigkeitsaufnahme durch häufige Trinkwasserzusätze (Vitamine, schlecht schmeckende Tees) können zu Nierenschädigungen führen.

Was Sie selbst tun können
- Führen Sie im Frühjahr eine Kur mit frischen Heilkräutern und eine homöopathische Frühjahrskur durch (siehe Seite 79) – das stärkt die Ausscheidungsorgane.
- Muß Ihr Vogel antibiotisch behandelt werden, so leiten Sie die Gifte mit homöopathischen Mitteln aus: 4 Wochen lang geben Sie täglich **2 bis 3 Tropfen Phönix Antitox**.
- Bei ersten Anzeichen einer Nierenerkrankung ersetzen Sie das Trinkwasser jeden 2. Tag durch die **Teemischung** zur Stärkung der Nierenfunktion (siehe Seite 77), fügen et-

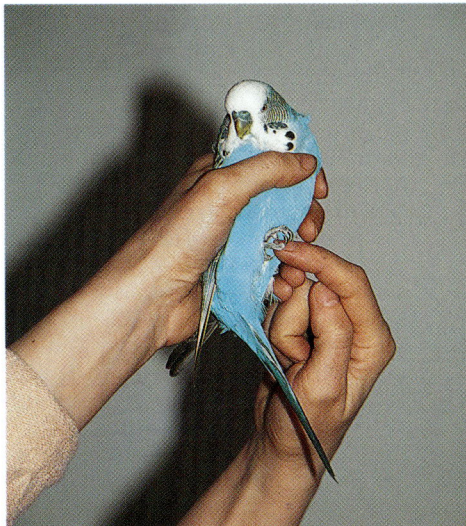

Bei Nierenerkrankungen eines zahmen Vogels ist es ein Segen, wenn man den Nierenpunkt massieren kann. Das steigert das Wohlbefinden des Vogels.

was Honig hinzu und geben in dieses Trinkwasser je **2 Globuli Iso Stoffwechselmittel 6** und **Iso Gewebemittel 6**.

Wichtig: Kommt es nach diesen Maßnahmen innerhalb von 2 Tagen nicht zu einer deutlichen Verbesserung des Befindens Ihres Vogels, so sollten Sie unverzüglich einen Vogeltherapeuten oder einen Tierarzt aufsuchen. Das gilt insbesondere dann, wenn Lähmungserscheinungen eines Beines den Verdacht auf Nierentumore erhärten. Bei Wellensittichmännchen färbt sich dann häufig die Nasenwachshaut von Blau nach Braun und beim Weibchen von Braun nach Blau!

Krankheitsbilder und ihre Behandlung

Stoffwechselstörungen

Fettsucht

Krankheitsbild
Vögel in Gefangenschaft verlieren oft ihr natürliches Maß bei der Nahrungsaufnahme. Vor allem Wellensittiche und Amazonen neigen dazu, zuviel Futter aufzunehmen. Bei Fettleibigkeit wölbt sich der Bauch über die Sitzstange. Das Brustbein ist nicht mehr fühlbar, und in schweren Fällen schimmert sogar das gelbliche Fettpolster durch die Haut. Häufig ist die Leber in Mitleidenschaft gezogen und vergrößert. Der Vogel fliegt kaum noch und wird rasch kurzatmig. Auch der Kreislauf wird schwach und das Brutverhalten läßt nach. Durch die Stoffwechselentgleisung steigt die Anfälligkeit für Aspergillose!

> **Wichtig**: Bei Wellensittichen entstehen häufig sogenannte **Lipome**. Das sind Geschwulste des Unterhautfettgewebes, die meist gutartig sind und vom Vogel benagt werden. Es können aber auch bösartige Tumore daraus entstehen.

Ursachen
Die wichtigste Ursache ist der unvernünftige Mensch, der meint, er müsse die Gefangenschaft des Vogels durch reiches Nahrungsangebot ausgleichen. Dieses schlechte Gewissen führt zu unsagbarem Leid, weil der Vogel süße Knabberstangen, zuviele Nüsse, Schokolade, Kekse, zuviel Banane oder Rührei mit Schinken bekommt. Häufig werden dazu noch die Flügel gestutzt, so daß kein Abbau der aufgenommenen Kalorien durch reichliches Fliegen möglich ist.

Was Sie selbst tun können
– Halten Sie lieber keinen Vogel, wenn das Thema »Gefangenschaft« Sie belastet.
– Machen Sie sich immer wieder klar, daß Ihr Vogel menschliche Nahrung nur schlecht verträgt.
– Geben Sie Ihrem Vogel grundsätzlich keine Genußmittel.
– Geben sie lieber zu wenig als zuviel Futter.
– Wenn Sie von jemandem einen überfütterten Vogel übernehmen, dann bieten Sie abwechslunsgreiches Futter und viele Zweige zum Benagen an.
– Weichen sie auf Diätfutter aus mit wenig Sonnenblumenkernen, aber dafür mehr Kardisamen.
– Geben Sie, über den Tag verteilt, mehrere kleine Futterrationen.
– Verwenden Sie keinen Futterspender.
– Wenn Sie Ihren Vogel verwöhnen wollen, tun Sie es durch reichliches Flugangebot.
– Trösten Sie den Vogel in seiner Not mit **orange- und pinkfarbenem Licht**, anstatt ihn mit Süßigkeiten und anderen Genußmitteln zu füttern, von denen er dick wird.
– Zum Abspecken eignet sich jeden 2. Tag der Haut- und Stoffwechseltee (siehe Seite 76), in dem Sie je **1 Globuli Fucus vesiculosus D3**, **Graphites C30** und **Calcium carbonicum C30** auflösen.
– Ist bei Ihrem Vogel bereits eine Fettleber diagnostiziert worden, geben Sie noch zusätzlich **1 Globuli Carduus marianus D4** in den Tee.
– Kontrollieren Sie, wenn irgend möglich, einmal pro Woche das Gewicht mit einer Küchenwaage, um die Erfolge der Diät zu sehen.

Stoffwechselstörungen

Gicht

Krankheitsbild
Beim Vogel kommen zwei Arten dieser Stoffwechselstörung vor. Die **Gelenkgicht**, die bei Wellensittichen recht häufig vorkommt, ist an gelblichen Knötchen am Fuß und an den Zehengelenken erkennbar. Es handelt sich dabei um schmerzhafte Harnsäureablagerungen. Der Vogel kann die Sitzstange nicht mehr umgreifen und sitzt daher häufig am Boden. Sind die Flügelgelenke betroffen, so kann der Vogel nicht mehr fliegen.

Die **Eingeweidegicht**, bei der sich die Harnsäure an inneren Organen (Herzbeutel, Leber, Nieren) ablagert, kann ein Laie nicht feststellen. Bei dieser Form der Gicht stirbt der Vogel aufgrund von Harnstauung und Blutvergiftung. Bei beiden Gichtarten können Durchfälle auftreten.

Ursachen
Ursachen für Gicht können sein: Infektionen, zu eiweißreiche Fütterung, Nebenwirkungen von Arzneimitteln oder Schwermetalle in der Nahrung.

> **Wichtig:** Die Gicht gehört zu den chronischen Erkrankungen, die nur von einem erfahrenen Vogeltherapeuten oder Tierarzt behandelt werden kann. Dazu ist eine individuelle Therapie mit dem homöopathischen Konstitutionsmittel für jeden Vogel nötig.

Was Sie selbst tun können
- Achten Sie immer auf ein ausreichendes **Flüssigkeitsangebot**.
- Geben Sie grundsätzlich kein kochsalzhaltiges Futter (Chips, gesalzene Erdnüsse, Salzstangen).

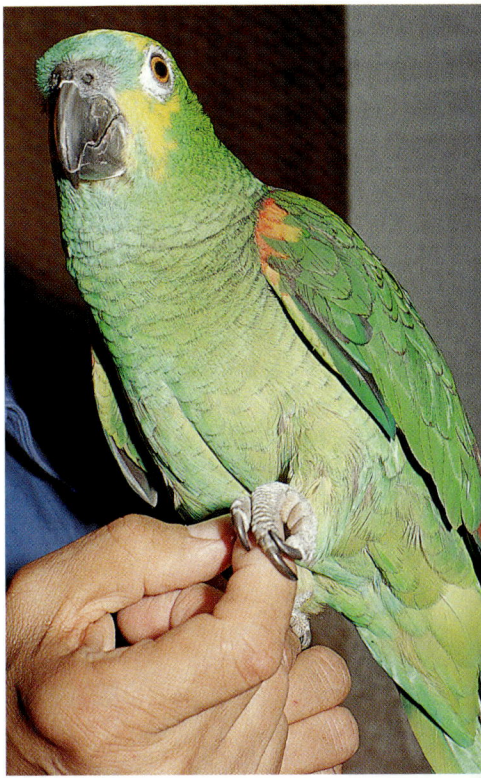

Bei Nierenschwäche sollten alle Fußpunkte massiert werden.

- Ist der Vogel erkrankt, bekommt er jeden 2. Tag statt des Trinkwassers den **Tee** zur Stärkung der Nierenfunktion (siehe Seite 77).
- Geben Sie in den Tee je **2 Globuli Iso Gewebemittel 11** und **Acidum benzoicum e Resina D2**.
- Massieren Sie täglich die **Nierenpunkte** an der Fußsohle und innen am Fußgelenk (siehe Zeichnung Seite 50 und Seite 54).
- Setzen Sie den Vogel täglich für 30 Minuten unter **Blaulicht**.

Krankheitsbilder und ihre Behandlung

Erkrankungen der innersekretorischen Drüsen

Schilddrüsenvergrößerung

Krankheitsbild
Die Schilddrüsenvergrößerung tritt hauptsächlich bei Wellensittichen auf. Seit es jodiertes Futter auf dem Markt gibt, ist sie jedoch selten geworden. Da die Schilddrüse beim Vogel im Brustraum oberhalb der Luftröhrenverzweigung in den beiden Hauptbronchien liegt, ist die Vergrößerung äußerlich nicht sichtbar. Sie äußert sich durch Atembeschwerden, wenn die Schilddrüsenlappen die Luftröhre verengen. Der Vogel läßt vor allem bei Belastung piepsende und pfeifende Atemgeräusche hören und hakt sich bei langgestrecktem Hals mit dem Schnabel ins Käfiggitter ein, um mehr Luft zu bekommen.

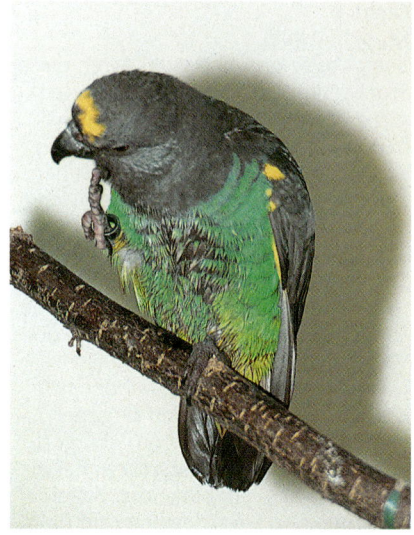

Papageien zeigen uns deutlich, wie sie mehrmals am Tag ihr Immunsystem stimulieren (R4).

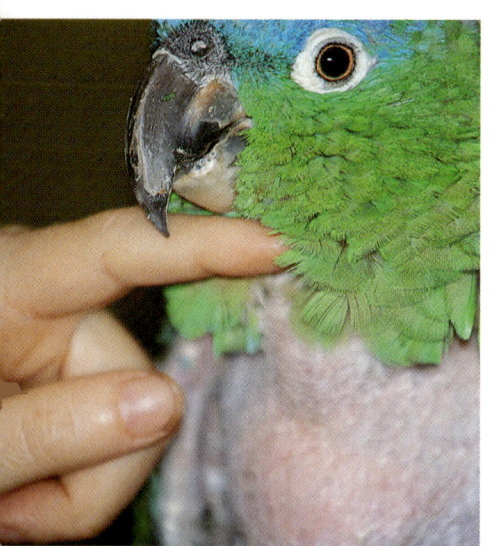

Die kranke Mülleramazone läßt sich gerne unter dem Schnabel stimulieren.

Ist auch die Speiseröhre betroffen, so kommt es zu Schluckbeschwerden und zum Hochwürgen von Futter. Erbrechen und Entzündungen der Kropfschleimhaut sind die Folge. Es kann auch eine Kreislaufschwäche auftreten, die bis zum Kollaps mit Bewußtlosigkeit führen kann.

Ursachen
Jodmangel ist die wichtigste Ursache; er tritt vor allem in Gebirgsnähe häufig auf, da die Luft dort weniger jodhaltig ist als am Meer.

Was Sie selbst tun können
– Ist die Schilddrüsenvergrößerung noch im Anfangsstadium, so geben Sie Ihrem Vogel Jod in natürlich gebundener Form als **Meeresalgenpulver** (in der Apotheke erhältlich).

Krankheiten des Bewegungsapparates

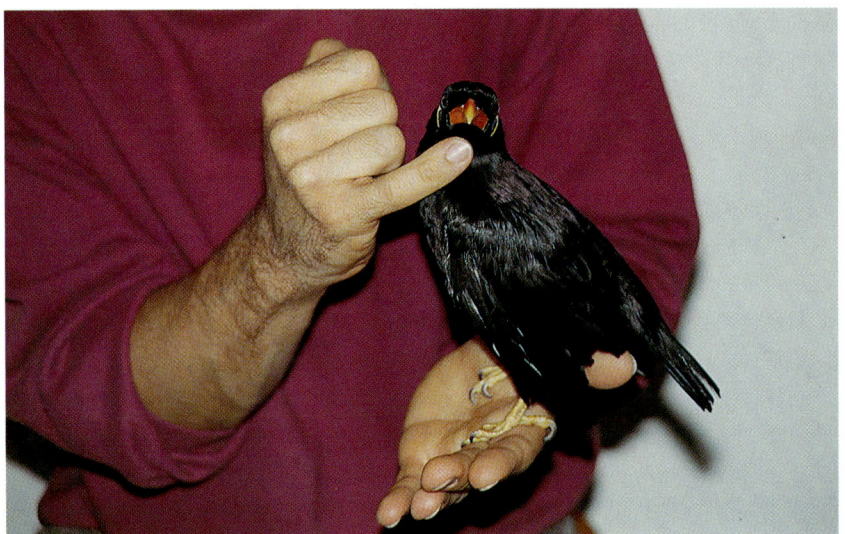

Bei allen Stoffwechselstörungen hilft das regelmäßige Kraulen der Schilddrüsenzone R4, die auch das Immunsystem und die Giftausscheidung stärkt.

- Geben Sie täglich **2 bis 3 Tropfen Strumeel forte** der Firma Heel ins Trinkwasser.
- Massieren Sie alle **Kopfpunkte** und die **lymphatische Zone** unter dem Flügel am Schultergelenk (siehe Zeichnungen S. 44 und S. 56).
- Bestrahlen Sie den Vogel täglich 15 Minuten mit **Grün** und 30 Minuten mit **Orange**.

> **Wichtig**: Da die Vergrößerung der Schilddrüse zum Erstickungstod führen kann und es noch weitere Erkrankungen mit ähnlichen Symptomen gibt (Aspergillose), sollten Sie unbedingt einen Vogeltherapeuten oder einen Tierarzt zu Rate ziehen, wenn Ihre Maßnahmen nach einer Woche nicht zu einer deutlichen Besserung geführt haben.

Krankheiten des Bewegungsapparates

Knochenbrüche
Krankheitsbild
Je nach Ort des Bruches: Hängender Flügel, Flugunfähigkeit, anormale Haltung der Gliedmaßen. Bei offenen Brüchen ist der Knochen sichtbar. Das Allgemeinbefinden ist beeinträchtigt.

> **Wichtig:** Bringen Sie den Vogel sofort zum Vogeltherapeuten oder zum Tierarzt, da der Bruch fixiert und geschient werden muß.

Ursachen
Dazu zählen: Unfall durch Aufprall, Auseinandersetzung mit Artgenossen oder Raubfeinden, Einklemmen von Zehen oder Füßen in Türspalten, Ra-

Krankheitsbilder und ihre Behandlung

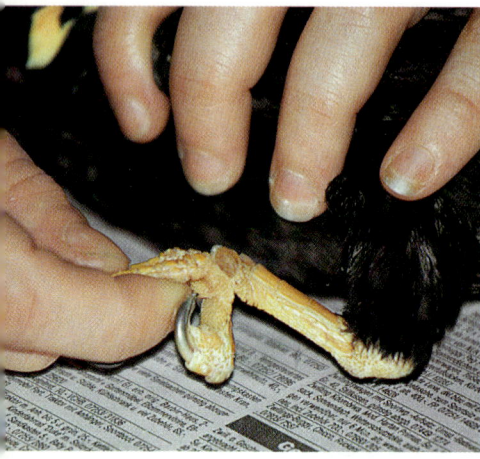

Im Krankheitsfall tritt durch die Massage der Fußpunkte Linderung ein.

chitis bei Jungvögeln durch mangelnde Einlagerung von Mineralien, Osteomalazie (=brüchige Knochen durch Abbau von Kalk im Knochen).

Was Sie selbst tun können
– Um den Heilungsprozeß zu fördern, geben Sie ins Trinkwasser je **2 Globuli Iso Gewebemittel 4, Calcium phosphoricum D8** und **Ruta D6**.
– Zur Vermeidung von Rachitis bei Jungvögeln sollte den Elterntieren vorbeugend über das Aufzuchtfutter folgendes gegeben werden: Je **2 Globuli Calcium phosphoricum D6, Calcium carbonicum D6** und **Calcium fluoratum D6**.
– Bei Handaufzuchten verwenden Sie die gleichen Mittel und mischen sie unter das Aufzuchtfutter.

> **Tip**: Lösen Sie die Globuli in etwas Wasser auf und mischen Sie diese Lösung ins Aufzuchtfutter!

Fußsohlen- und Zehengeschwür
Krankheitsbild
Der erkrankte Vogel schont das betroffene Bein, landet unsicher und trippelt von einem Bein auf das andere. Je nach Sitz der kleinen Geschwulst kann man die Rötung und Vergrößerung deutlich beobachten. Die Umgebung des Geschwürs ist meist deutlich wärmer als der restliche Vogelkörper.

Ursachen
Das Zehengeschwür findet man häufig bei Weichfressern, die einseitig mit Mehlwürmern ernährt werden. Diese Futtertiere belasten durch den hohen Eiweißgehalt den Stoffwechsel.
Fußsohlengeschwüre können bei allen Vogelarten vorkommen und sind oft die Folge falscher Sitzgelegenheiten – dazu zählen gleichförmige oder zu geringe Stangendurchmesser, Sandpapierhüllen und Plastiksitzstangen. Weitere Ursachen sind mangelnde Käfighygiene oder Übergewicht des Vogels.

Was Sie selbst tun können
– Bieten Sie Ihrem Vogel vielseitige Naturäste an, die dick genug sind, so daß sich die Krallen nicht ganz um den Ast schließen können.
– Sorgen Sie für ausreichende Flugmöglichkeiten.
– Füttern Sie wenig Mehlwürmer, geben Sie zur Abwechslung Zophobas und Wachsmottenlarven.
– Sorgen Sie dafür, daß auch die Futtertiere optimal gefüttert werden (Äpfel, Karotten, Kleie).
– Verwenden Sie kein Sandpapier für Äste oder Bodenbelag.
– Hat Ihr Vogel bereits ein Geschwür, dann tun Sie folgendes:

Psychische Erkrankungen

Bieten Sie täglich Badewasser mit einem Auszug aus **Ringelblumenblüten** und **Vogel-Miere** an, 1:1 frisch gemischt. Geben Sie in dieses Wasser **5 Tropfen Iso Populus cp Fluid**. In das Trinkwasser geben Sie noch **2 bis 3 Tropfen Traumeel** und **2 Globuli Myristica sebifera C30**.

> **Wichtig**: Da man die Symptome mit jenen der Gelenkgicht verwechseln kann, sollten Sie einen Vogeltherapeuten oder Tierarzt zu Rate ziehen, wenn Ihre Maßnahmen keine Besserung bewirken und sich das Allgemeinbefinden des Vogels verschlechtert.

Psychische Erkrankungen

Den meisten Vogelkrankheiten liegen psychische Probleme zugrunde. Das wird deutlich, wenn man die Organe nicht als isolierte Teile des Körpers betrachtet, sondern sie – entsprechend den Lehren ganzheitlicher Medizin – wie in einem Orchester als Zusammenklang von physiologischen und psychischen Bedürfnissen versteht. Die Leber ist demnach nicht einfach nur ein Stoffwechselorgan, sie hat auch eine emotionale Entsprechung – nämlich die Gabe, wütend oder glücklich zu sein. Auch die Niere dient nicht einfach nur der Ausscheidung von Harnstoffen – sie ist auch der Sitz der Angst und der Sicherheit. Dem Magen, der je nach Vogelart aus Drüsenmagen, eventuell Speichermagen und Kaumagen besteht, entspricht die Zufriedenheit und die Unzufriedenheit.

Die unten folgende kleine Aufstellung einiger wichtiger Organe und der ihnen zugeordneten Emotionen enthält bereits einige Hinweise auf wichtige Grundgesetze der ganzheitlichen Betrachtungsweise: Eine Krankheit beginnt immer zunächst auf einer feineren, auch »feinstofflich« genannten Ebene. Die körperlichen Symptome sind nur die letzte – und meist deutlichste – Ausdrucksform dieser Krankheit.

Die Organe und ihre Emotionen

Positive Emotion	Organ	Negative Emotion
Glücklichsein	Leber/Galle	Wut, Ärger
Sicherheit	Nieren	Unsicherheit, Panik, Angst
Zufriedenheit	Magen	Unzufriedenheit, Launenhaftigkeit
Kreativität	Milz	Langeweile, Launenhaftigkeit
Vertrauen	Dünndarm	mangelndes Vertrauen, Hoffnungslosigkeit
Stolz, Selbstvertrauen	Dickdarm	gedemütigt, kein Selbstvertrauen

Krankheitsbilder und ihre Behandlung

Nach der Lehre des ganzheitlichen Denkens hat auch ein gesundes Organ **emotionale** Auswirkungen, und eine psychische Befindlichkeit hängt immer auch mit einem Organ zusammen. Bei dieser Betrachtungsweise kommt es also darauf an herauszufinden, wie die emotionalen und physischen Bereiche eines Lebewesens miteinander vernetzt sind.

In der Vogelhaltung kommt aber noch ein weiterer Faktor hinzu: Der **Mensch**, der den Vogel betreut. Auch seine Organe und Emotionen stehen in ständigem Austausch untereinander und mit seiner Umgebung. Wenn wir uns im folgenden mit einigen psychischen Krankheiten von Vögeln befassen, sollte man die Vernetzung von Körper und Psyche nach dem obigen Beispiel sowie die Beziehung Vogel-Mensch immer im Auge behalten. Schließlich eröffnet sich eine andere Sichtweise von Krankheit, wenn wir ihr positives Gegenstück benennen. Deshalb findet man bei den psychischen Krankheiten immer die beiden Pole, positiv und negativ, zwischen denen sich das Phänomen bewegt. In der Mitte steht als Angelpunkt das Organ oder das Organsystem.

In den nachfolgenden Krankheitsbeschreibungen ist das betreffende Organ zusammen mit den positiven (oben) und negativen (unten) emotionalen Polen genannt.

Die wichtigsten Heilmittel, die wir neben Homöopathika bei psychischen Problemen einsetzen, sind Farben und Bach-Blüten.

Dauergeschrei
Organ: Leber
⊕ Lautäußerung/Geschrei
⊖ Dauergeschrei

Gesundheitsbild
Vor allem Papageienvögel haben von Natur aus ein lautes Stimmorgan und lieben es, im Schwarmverbund zu bestimmten Zeiten Kontaktlaute auszustoßen. Das erinnert oft an Geschrei, und das Schreien ist bei Mensch und Tier eine positive Form, Emotionen auszudrücken. In Gefangenschaft nehmen zahme Vögel auch artuntypische Laute in ihr Repertoire auf, die Ausdruck dafür sind, daß sie Kontakt mit einem Menschen haben. Die Lautäußerung eines Vogels ist ein wichtiges Barometer für seine emotionale Verfassung. Wenn Sie darauf achten, werden Sie feststellen, daß es morgens, vormittags und abends bevorzugte Zeiten gibt, zu denen Ihr Vogel flötet, spricht, schreit oder singt. Die Lautäußerungen sind normalerweise sehr abwechslungsreich, mal laut und mal leise.

Krankheitsbild
Der Vogel schreit monoton und über einen längeren Zeitraum, bewegt sich unruhig auf der Stange hin und her und ist durch nichts zu beruhigen. Er wirkt aufgedreht und ist verspannt. Das Geschrei enthält metallische Klänge, die auf das menschliche Ohr unangenehm bis schmerzhaft wirken. Das ganze erinnert an einen cholerischen Anfall. In der Folge ist der Vogel oft verstört, unzugänglich und erschöpft.

Ursachen
– Schreien und Leber-Gallen-Funktion bilden eine energetische Einheit. Der Leberstoffwechsel kann in Unordnung geraten sein.
– Die Vogelpersönlichkeit gehört zu den Konstitutionstypen Willens-Typ

Psychische Erkrankungen

oder Einzelgänger-Typ (siehe S. 36) und hat nicht genügend Abstand zum Menschen. Der Vogel fühlt sich bedrängt.
- Der Vogel ist sozusagen der Projektionsbildschirm für einen Menschen, der über längere Zeit seine Wut unterdrückt und in Gegenwart des Vogels so tut, als wäre nichts. Diese Spannung entlädt der Vogel.
- Der Vogelhalter hat ein cholerisches, zu Streß neigendes Temperament und schreit gelegentlich in Gegenwart des Vogels.
- Der Vogelhalter ist ein Pessimist und hat verlernt, glücklich zu sein. Seine negative Schwingung wirkt nach außen, der Vogel wehrt sie als Selbstschutz durch Geschrei ab.
- Der Vogel ist ein dominanter, selbstbewußter Charakter und hat gelernt, daß er mit Geschrei seinen Willen durchsetzen kann.
- Der Vogel bekommt zuviel energiereiche Nahrung (Vitamine, Keimfutter, Eiweiß) und baut über das Schreien Kalorien ab.

Was Sie selbst tun können
- Hören Sie genau hin und folgen Sie Ihrer Intuition: Schreit der Vogel um Hilfe oder will er Sie zu etwas »überreden«?
- Setzen Sie den Vogel je 30 Minuten im Wechsel unter blaues und gelbes Licht.
- Geben Sie im akuten Fall die **Bach-Blüten Rescue Remedy** (3 Tropfen), **Clematis**, **Agrimony** und **Holly** je 1 Tropfen direkt ins Obst oder Trinkwasser.
- Fertigen Sie eine hohe Verdünnung für eine einwöchige Behandlung an: In 100 ml Mineralwasser ohne Kohlensäure gibt man je 3 Tropfen **Holly**, **Agrimony**, **Mustard** und **Clematis**. Von dieser Verdünnung geben Sie täglich 2 mal 1 Teelöffel voll in Brei oder Obst oder Trinkwasser.
- Sprechen Sie leise und zärtlich mit dem Vogel und versichern Sie ihm, daß Sie versuchen, den Grund seines Geschreis zu begreifen und ihm in seiner Not zu helfen.
- Kraulen Sie, wenn der Vogel es zuläßt, die Fußpunkte und die Kniepunkte!

Wichtig: Wenn Sie den Eindruck haben, daß der Vogel bereits physisch krank ist, ziehen Sie einen erfahrenen Vogeltherapeuten oder Tierarzt zu Rate. Er wird prüfen, welche Arzneimittel nötig sind und ob eine Behandlung mit dem entsprechenden Konstitutionsmittel von Nutzen sein kann.

Depression
Organ: Niere
⊕ Sicherheit/ Neugierde
⊖ Unsicherheit/ Schreckhaftigkeit/ Angst/ Depression

Gesundheitsbild
Der Vogel ist von Natur aus scheu und lebt uns ganz deutlich vor, daß die Angst ein natürlicher Schutzmechanismus im Leben ist. Menschen und Tiere, die keine Angst kennen, rennen in ihr Verderben, denn es fehlt das spontane Abwägen, was einem guttut und was nicht.

Die Überwindung der Angst kann der Vogel durch unzählige kleine Schritte im Verbund mit seinem Halter lernen. Nun fühlt er sich sicher. Aus dieser Sicherheit heraus ist er unternehmungslustig und neugierig. Al-

Krankheitsbilder und ihre Behandlung

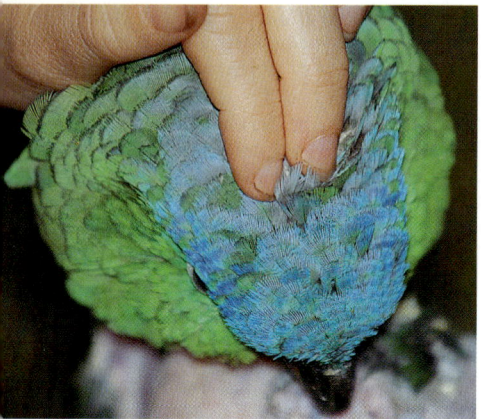

Ist ein Vogel traurig, so sollte man ihn ausgiebig auf dem Kopf kraulen.

les Neue prüft er erst, geht aber dann mutig darauf zu.

Krankheitsbild
Der Vogel ist verunsichert, er schwankt dauernd zwischen Aktivität und Passivität. Er wirkt lustlos, traurig, zieht sich oft auf seinen Schlafplatz zurück, plustert sich auf, sagt keinen Ton und kümmert dahin. Der Kot ist normal. Diese Symptome tauchen zwar auch bei Stoffwechselproblemen und anderen Krankheiten auf, aber die psychische Verhaltensstörung zeigt sich schon viel früher – vielleicht erst sporadisch, dann immer häufiger.

Ursachen
- Die Vogelpersönlichkeit verkörpert die Konstitution von Ignatia (siehe S. 37) und bedarf einer Konstitutionsbehandlung (nur durch den Fachmann!).
- Der Vogel lebt in einer farblosen, tristen Umgebung.
- Der Vogel hat keine Ansprache, er fühlt sich alleingelassen und einsam.
- Der Vogel trauert (Verlust des Vogelpartners oder des Pflegers)
- Der Vogel wurde bestraft und ist verunsichert, weil er die Handlung des Vogelhalters nicht einordnen kann.
- Der Vogelhalter durchläuft eine Lebenskrise, ist oft depressiv und projiziert diese gedrückte Stimmung nach außen.
- Der Vogelhalter hat das Interesse an seinem Vogel verloren und ignoriert ihn.
- Der Vogelhalter leidet unter vielen Ängsten.
- Die psychische Balance zwischen Vogel und Mensch ist aus dem Lot: der Mensch ist zu dominant, der Vogel zu schüchtern.

Was Sie selbst tun können
- Sorgen Sie für eine farbenfrohe Umgebung des Vogels, das heitert auch Sie auf.
- Müssen Sie tagsüber viele Stunden außer Hause sein, so geben Sie Ihrem Vogel einen Spielkameraden. Das kann auch ein artfremder Vogel sein – Hauptsache, die beiden mögen sich.
- Wenn es Ihnen nicht gut geht, so teilen Sie es dem Vogel mit – das trägt zur Klärung der Atmosphäre bei und hilft Ihnen, die Dinge beim Namen zu nennen.
- Wenn Sie ein sehr ängstlicher Mensch sind, sollten Sie beginnen zu malen oder in anderer Form kreativ mit Farben umzugehen: das ändert Ihr Befinden und Ihre Ausstrahlung nach außen.
- Sind Sie ein aktiver, selbstbewußter und dominanter Charakter und ist

Psychische Erkrankungen

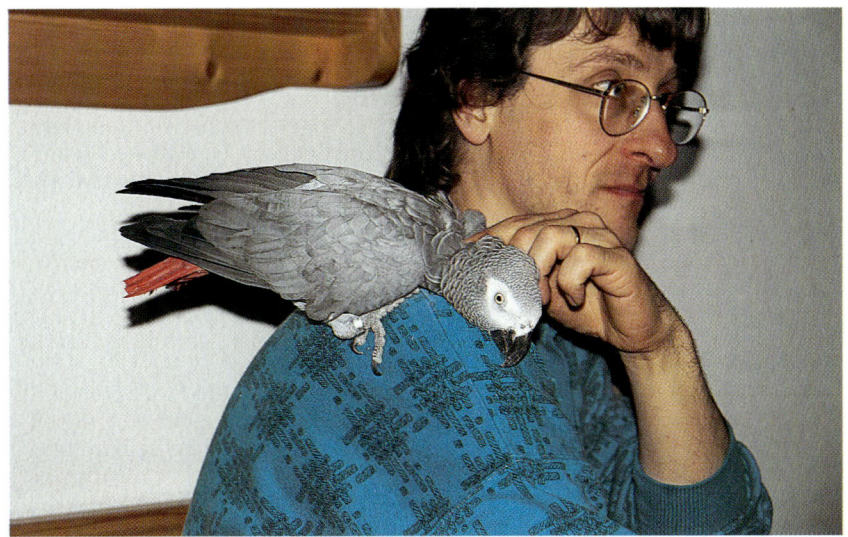

Ist ein Vogel verunsichert, apathisch oder eingeschüchtert, sollte man den Herz-Nieren-Reflexpunkt (R8) kraulen. Das hebt seine Stimmung!

Ihr Vogel genau das Gegenteil, so sollten Sie sich bemühen, sanft zu ihm zu sprechen, ihn zärtlich zu kraulen und Ihren Vogel zu loben, wenn er mutig etwas Neues entdeckt und ausgekundschaftet hat.
- Kraulen Sie den **Milz- und Nierenpunkt** innen am Fußgelenk und die **Zone am Hinterkopf** (siehe Seite 44 und Seite 54).
- Streichen Sie, so oft es der Vogel zuläßt, mit der Hand vom Schwanzende zum Kopf hin, ohne den Rücken zu berühren. Damit laden Sie alle »Batterien«, d. h. die Energiezentren des Vogels auf.
- Setzen Sie den Vogel täglich 30 Minuten unter orangefarbenes Licht: das hebt seine Stimmung und stimuliert das Immunsystem.
- Stellen Sie folgende Bach-Blütenmischung her: 100 ml Mineralwasser, je 3 Tropfen **Olive** (Energie), **White Chestnut** (Anteilnahme am Leben), **Larch** (Mut). Von dieser Verdünnung geben Sie dem Vogel täglich 2 mal 1 Teelöffel voll ins Trinkwasser, in den Brei oder über Obst.

Agression, Beißwut
Organe: Magen und Milz
⊕ Zufriedenheit/Kreativität/Verspieltheit
⊖ Unzufriedenheit/launisches Verhalten/Agression

<u>Gesundheitsbild</u>
Es gibt eine natürliche Agression beim Vogel, die zeigt, daß er sich gegen seine Umwelt abgrenzen kann. Spontan und impulsiv Ja und Nein zu sagen, ist auch eine Temperamentsfrage. Wenn Magen und Milz im Gleichgewicht sind, kann der Vogel

Krankheitsbilder und ihre Behandlung

kreativ seine Gefühle ausdrücken. Trotz des überschäumenden Temperaments kann man den Vogel einschätzen, denn er handelt im Grunde aus Zufriedenheit heraus und hat überschüssige Energie, turnt im Geäst und ist dauernd auf Entdeckungsreise.

Krankheitsbild
Eine tief sitzende Unzufriedenheit sucht sich vor allem bei temperamentvollen Vögeln das Ventil der Agression. Der Vogel schreitet mit gespreizten Schwanzfedern auf den Ästen hin und her, macht Drohgebärden, schreit kurze, signalartige Laute, die Pupillen verändern sich ständig, und sein ganzes Verhalten signalisiert Ablehnung und Abwehr. Solch ein Vogel will im Grunde Zuwendung, kann sie aber wegen der Blockade aus Unzufriedenheit nicht annehmen. Der Vogelhalter sagt: »Er weiß nicht was er will, ihm ist nichts recht.« Diesen Satz könnte man auch über einen magenkranken Menschen sagen. Bisweilen wendet sich die Agression auch gefährlich gegen den Menschen, indem der Vogel Attacken fliegt.

Ursachen
– Das Verhalten des Vogels liegt in seiner Konstitution (z. B. Aurum, Lycopodium, Natrium muriaticum) begründet. Er hat nicht genügend Abstand zum Menschen und zu wenig Freiheit.
– Der Vogel hat sich erschreckt oder hat etwas Traumatisches erlebt, das er noch nicht verarbeitet hat.
– Der Vogel hat ein launisches Naturell und gerät durch Veränderungen in seinem Lebensraum leicht aus dem Gleichgewicht.

– Der Vogel ist unzufrieden mit seinem Lebensraum, weil er keine Abwechslung und keine Farben um sich sieht.
– Der Vogelhalter hat ein launisches Temperament, er ist abwechselnd »himmelhoch jauchzend« und »zu Tode betrübt«.
– Der Vogelhalter hat den Drang, dauernd etwas im Umfeld des Vogels zu verändern, zu verbessern und zu verschönern.
– Der Vogelhalter ist mit sich und der Welt unzufrieden.
– Der Vogelhalter hat Mühe, seine Zuneigung auszudrücken, oder er hat Angst, den Vogel zu berühren.

Was Sie selbst tun können
– Setzen Sie den Vogel 2 mal pro Tag für 30 Minuten unter Blaulicht. Sobald Sie den Eindruck haben, daß er sich beruhigt, nehmen Sie 30 Minuten Orange dazu. Blau und Orange sind Komplementärfarben (d. h. sie ergänzen sich zu Weiß) und balancieren die Energien des Vogels.
– Geben Sie dem Vogel folgende Bach-Blütenmischung: Auf 100 ml Mineralwasser je 5 Tropfen **Holly** (Liebe), **Scleranthus** (Entschlußkraft) und **Aspen** (Sensitivität).
– Nehmen Sie selbst täglich 20 Tropfen von dieser Bach-Blütenmischung.
– Kraulen Sie zu einem günstigen Augenblick die **Fußpunkte, Kniepunkte** und **Kopfpunkte** des Vogels (siehe Seite 44, 48, 50 und 55).

Rechts: Dieser Graupapagei schwankte zwischen Aggression und Niedergeschlagenheit. Durch Kraulen am Hinterkopf (Herz-Nieren, R8) fand er sein seelisches Gleichgewicht wieder.

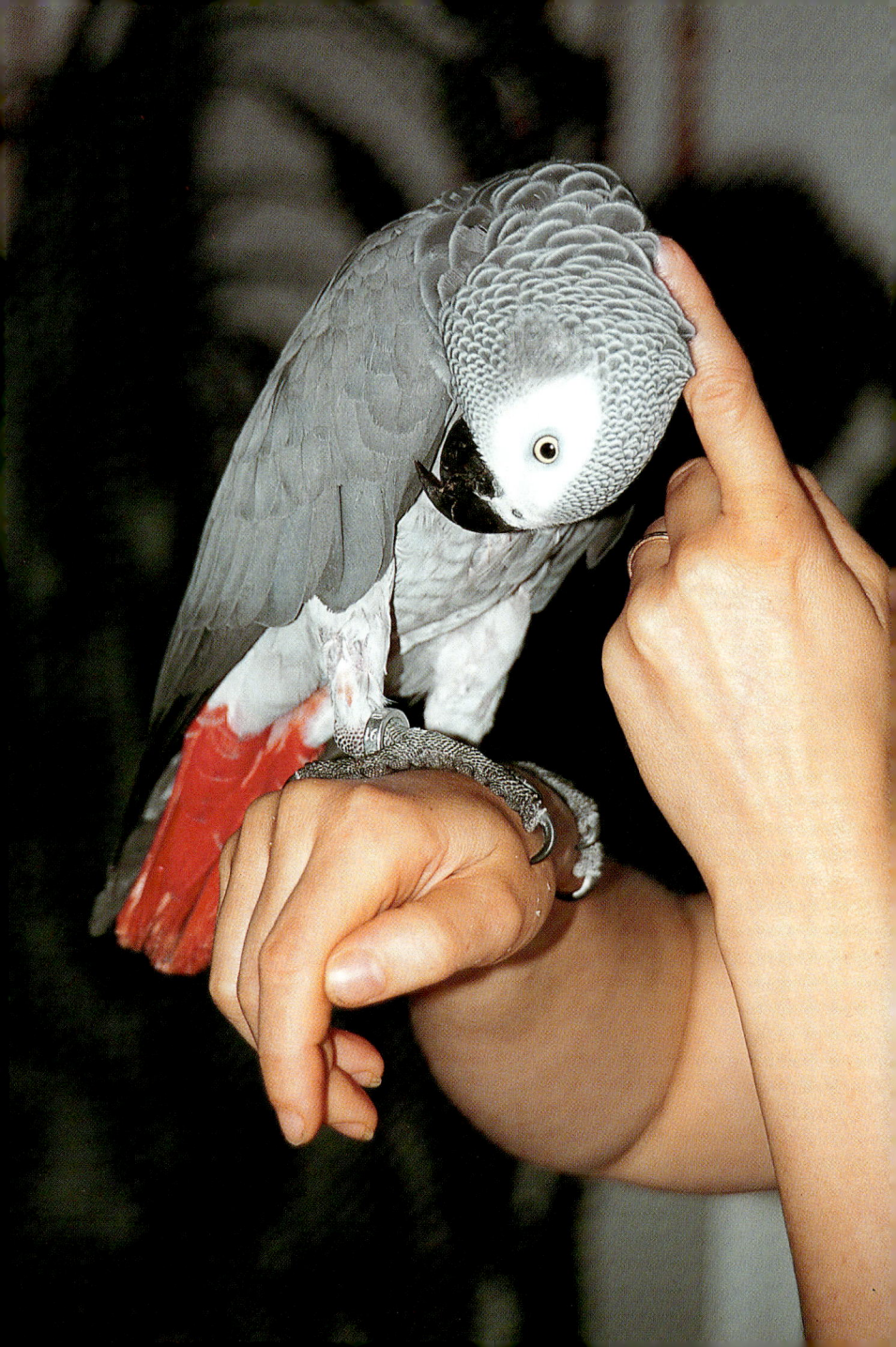

Krankheitsbilder und ihre Behandlung

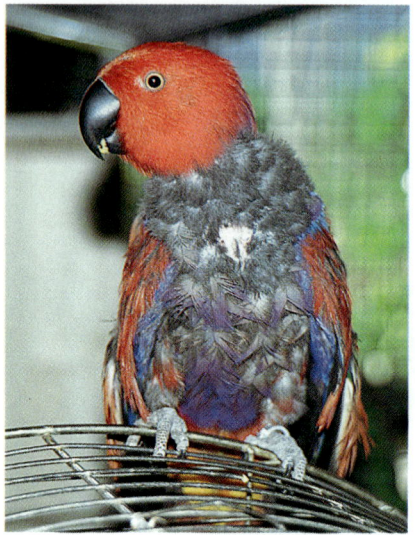

»Momo«, das Edelpapageiweibchen, ist ein Beispiel für den introvertierten Typ (Ignatia), der zum Federrupfen neigt.

— Sprechen Sie sanft und eher leise mit dem Vogel und versichern Sie ihm, daß Sie ihn mögen, auch wenn er momentan aus dem Lot ist.
— Erlauben Sie dem Vogel einen großen Abstand zu Ihnen und warten Sie, bis er von selbst auf Sie zukommt.
— Versuchen Sie, durch Atemübungen oder andere Entspannungsübungen Ruhe- und Entspannungsmomente in Ihr Leben zu bringen.

Federrupfen an sich selbst
Organe: Niere, Dünndarm und Dickdarm
⊕ Selbstvertrauen/ Stolz/ Gefiederpflege/Fliegen
⊖ Verlust des Selbstvertrauens/Demütigung/Gefiederzerstörung/ Flugunfähigkeit

Diese psychische Verhaltensstörung ist das größte Problem bei Papageien, Kakadus und Aras. Es ist außerordentlich wichtig, schon die ersten Anzeichen zu erkennen und besonders bei Handaufzuchten darauf zu achten, daß die Küken nicht zu früh in menschliche Hände gelangen, weil sie sonst nicht genügend Zeit haben, ihr arteigenes Sozialverhalten zu lernen.

Was bedeutet das Federrupfen? Es ist ein masochistisches Verhalten, weil der Vogel sich dessen beraubt, was ihn auszeichnet: der Flugfähigkeit. Das Ausreißen der Federn ist schmerzhaft und dennoch oft von dem Eindruck eines Lustgefühls begleitet: der Vogel singt, flötet, spricht, ist fröhlich und zupft die Federn aus. Dieses selbstzerstörerische Werk ist aber nur ein äußeres Zeichen am Ende eines längeren Leidensprozesses, der im Verborgenen stattfindet. Erst sehr spät greift der Vogel in seiner Not zum letzten Mittel, um sein Leiden zu zeigen: er zerstört sich selbst.

Wenn wir davon ausgehen, daß jedes Lebewesen dieser Erde darauf angelegt ist, sich in seiner Lebensspanne zwischen Geburt und Tod optimal zu entwickeln, und wenn wir annehmen, daß Leben ein vorwärts orientiertes Energieprinzip ist, dann kann man ermessen, wieviel negative Energie bereitgestellt werden muß, um dieses Lebensprinzip abzulehnen und sich selbst umzubringen.

Im Federrupfen haben wir es deshalb mit der Freisetzung eines ungeheuren Energiepotentials zu tun, das nicht zum Leben genutzt wird, sondern um zu sterben, denn viele »Rupfer« belassen es nicht beim Abbeißen oder Ausziehen der Federn, sondern benagen die Haut.

Psychische Erkrankungen

Gesundheitsbild
Der Vogel ist, energetisch gesehen, ein absolut vorwärts orientiertes Lebewesen, denn das Fliegen erfordert Schnelligkeit und Vorwärtsbewegung. Alles in Körper und Psyche des Vogels ist auf Fliegen und Schnelligkeit angelegt: Der Stoffwechsel ist schnell, die Körpertemperatur ist hoch, die Haut ist trocken und die Durchgangsorgane Magen, Galle, Dünndarm, Harnleiter und Dickdarm arbeiten ständig auf Hochtouren, damit das Gewicht leicht bleibt. Um diese vorwärts drängenden Eigenschaften immer in Bewegung zu halten, stimuliert sich der Vogel selbst mit seinem Schnabel und reguliert dadurch bis zu einem hohen Grad auch selbst seine Gesundheit.

Die Gefiederpflege dient zum einen der tatsächlichen Pflege des Federkleides, damit es durch genügend Fett oder Federpuder geschützt ist und elastisch bleibt. Zum andern ist die Gefiederpflege ein Komfortverhalten, das Selbstvertrauen und gesunden Stolz ausdrückt. Vögel sind im besten Sinne stolze Lebewesen, die sich nicht so leicht jemandem unterwerfen, denn sie haben in der freien Natur das unbegrenzte Element Luft zur Verfügung, um auszuweichen. Dieser innere Stolz äußert sich in einem unbändigen Freiheitsdrang.

Da Gefiederpflege und Selbstvertrauen eine Einheit bilden, ist einleuchtend, daß die Folge davon die Flugfähigkeit ist. Einfach gesagt: der Vogel betreibt den Aufwand, seine Energiepunkte mit dem Schnabel zu stimulieren und die Federn zu putzen, um optimal fliegen zu können. Auch die Mauser, in der die verbrauchten, abgenutzten, unelastischen Federn abgestoßen und das Federkleid erneuert wird, dient der optimalen Flugfähigkeit.

Schließlich ein letzter Punkt, der ebenfalls mit dem Fliegen zu tun hat: das Atemsystem. Durch die Lunge und die 6 bis 8 Luftsäcke im Vogelkörper wird nicht nur die Schwerkraft überwunden, sondern ein Optimum an Energie in der Atmung durch den Körper geschleust. Ihre volle Leistung erbringen die Luftsäcke, wenn der Vogel im ausdauernden Flug die weiße Muskulatur beansprucht.

Krankheitsbild
Wenn man sich das Gesundheitsbild vergegenwärtigt, wird deutlich, daß der Vogel in Gefangenschaft seine natürlichen Bedürfnisse nicht im vollen Umfang befriedigen kann. Er pflegt regelmäßig seine Energiepunkte, um alle seine körperlichen und emotionalen Fähigkeiten im Gleichgewicht zu halten und um seine hohe Spezialisierung des Fliegens ständig bereit zu haben. Aber er kann all seine Spezialanpassungen nicht oder zu wenig nutzen. Weder nutzt er sein hochspezialisiertes Luftsacksystem, noch seine Muskelfasern für ausdauernde Belastung. Das betrifft vor allem große Papageienvögel, die in der Voliere oder im Zimmer höchstens ein paar Flügelschläge fliegen können. Solche Vögel stimulieren ihren Körper täglich für Höchstleistungen, müssen aber in Gefangenschaft sozusagen auf Sparflamme leben.

Dann kommt der Mensch hinzu, der eine zusätzliche Barriere bedeutet, die der Vogel energetisch und psychisch überwinden muß. Es ist kein Zufall, daß das Federrupfen bei zahmen, also an den Menschen gewöhnten Vögeln

Krankheitsbilder und ihre Behandlung

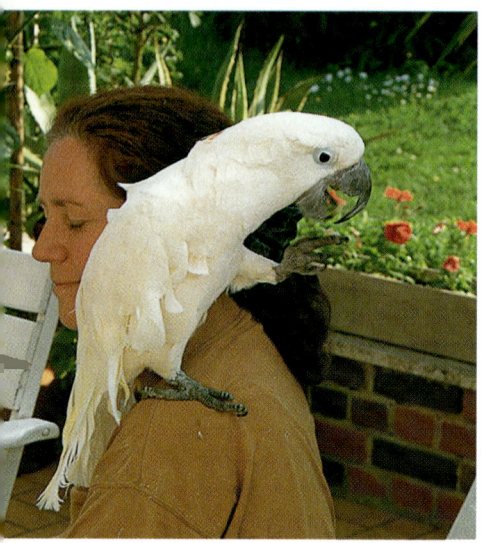

Eine Balance zwischen Zuwendung und Loslassen in der Vogel-Mensch-Beziehung fördert eine gesunde Psyche beim Vogel.

häufiger ist als bei nicht zahmen Vögeln. Gerade beim Thema des Federrupfens ist es außerordentlich wichtig, die Beziehung zwischen Mensch und Vogel zu berücksichtigen. Wie in der Tabelle auf Seite 8 ff zu sehen ist, gibt es vor allem unter den intelligenten Papageienvögeln wie Graupapagei, Kakadu und Ara eine ausgeprägte Neigungen zum Federrupfen. Wer einen solchen Vogel hält, muß dies einkalkulieren und sollte von Anfang an eines tun: Das Selbstwertgefühl des Vogels erhalten, indem ausreichende Flugmöglichkeiten geschaffen werden.

Schließlich entstehen viele Gefiederprobleme, weil der Vogel ein Konstitutiontyp (z. B. Ignatia, Lycopodium, Natrium muriaticum, Aurum, siehe S.

36 ff) ist, der aus Frustration, daß er in Gefangenschaft lebt, seine Aggression gegen sich selbst richtet. Das kann sich zum Beispiel in einer übertriebenen Gefiederpflege äußern (bei großen Kakadus häufig zu beobachten).

Alle hier vorgestellten psychischen Erkrankungen können Vorstufen zum Federrupfen sein. Ein frühes Anzeichen ist, wenn der Vogel frustriert wirkt: sein Aufwand der Gefiederpflege steht in einem Mißverhältnis zur Nutzung des Gefieders. Intelligente Großpapageien sind außerdem sehr empfindlich gegen Demütigungen. Das kann unbeabsichtigt geschehen, wenn der Vogelhalter zum Beispiel zu deutlich zeigt, wer der Chef im Hause ist, oder wenn er den Vogel im Keller statt unterm Dach hält.

Das selbstzerstörerische Werk kann schleichend erfolgen: der Vogel sitzt da, als wenn er wie immer sein Gefieder putzt, aber er reißt die Federn aus. Das geschieht zum Beispiel nachmittags und abends oder in den frühen Morgenstunden. Die Gefiederzerstörung kann aber auch anfallweise stattfinden: innerhalb einer Stunde zupft der Vogel alle erreichbaren Federn aus, bis er nackt ist. Wachsen die Flaumfedern nach, so gibt es Papageienvögel, die sie sofort wieder ausrupfen. Andere Vögel warten, bis die ersten Deckfedern nachwachsen und ziehen diese dann aus. Es kommt mehr und mehr zu einem neurotischen Verhalten, wobei viele Vögel nach außen fröhlich zu sein scheinen und so tun, als wäre alles in bester Ordnung.

Rechts: Vögel sind gute Lehrer! Hier stimuliert der Nymphensittich das Immunsystem (R4) bei seinem Partner.

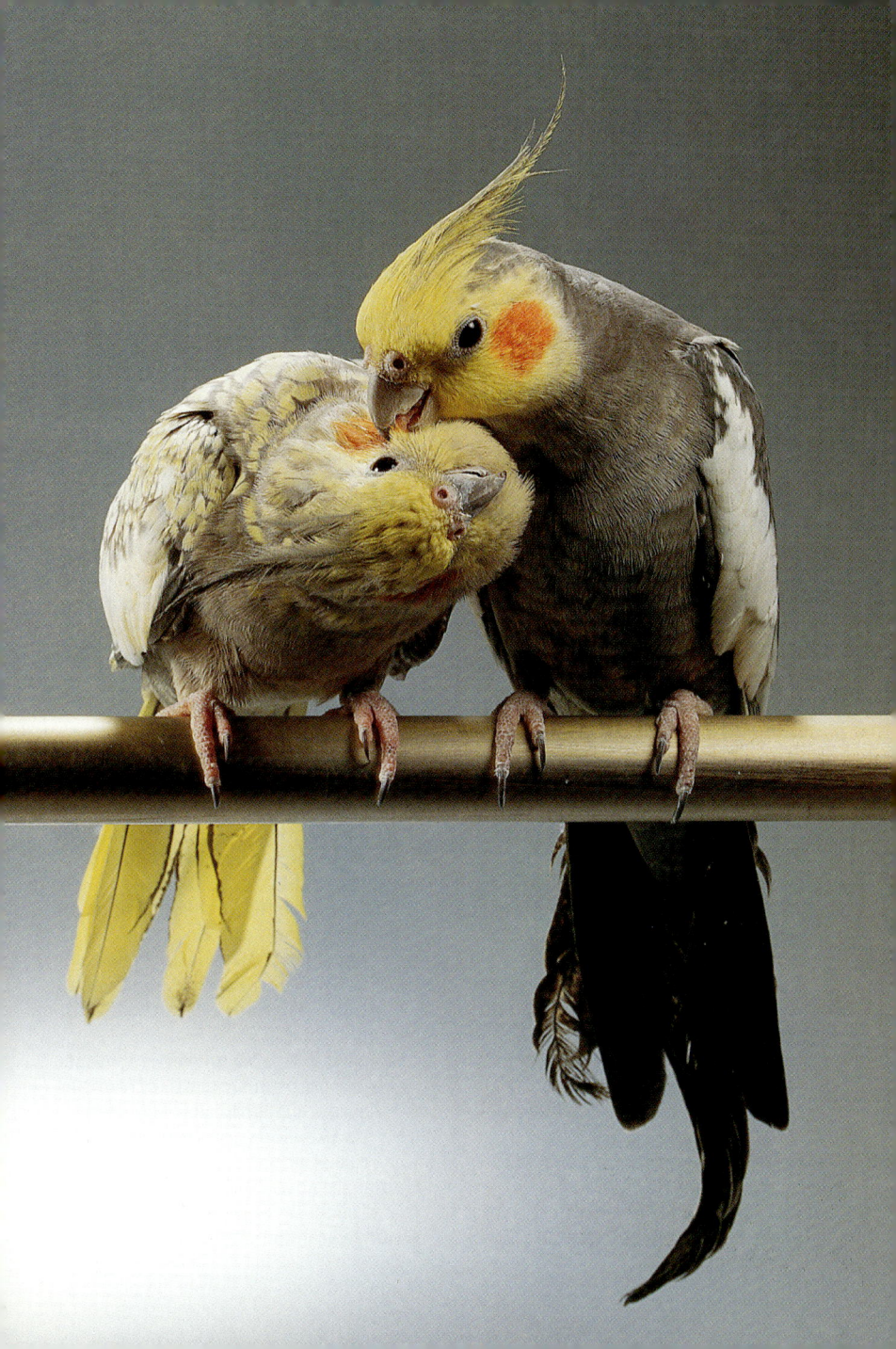

Krankheitsbilder und ihre Behandlung

In besonders schlimmen Fällen benagt der Vogel die Brust an der Stelle, wo die lymphatischen Reflexzonen sind, und er reißt die Haut an den Lungenpunkten am Oberarmgelenk auf (siehe Seite 56).

Ursachen
- Der Vogel hat nicht genügend Abstand zum Menschen und ist eine eigenwillige Persönlichkeit, die mehr Freiheit fordert, als man ihr gegenwärtig zugesteht.
- Der Vogel kann nicht als Einzelvogel gehalten werden und braucht einen Partner bzw. den sozialen Umgang mit anderen Vögeln.
- Der Vogel kann nicht genügend fliegen.
- Der Vogel bekommt zuviel hochwertige Nahrung und kann die Kalorien nicht durch Fliegen verbrauchen.
- Der Vogel bekommt zuviel Eiweiß. Dadurch kann ein Juckreiz auf der Haut entstehen.
- Der Vogel leidet unter einem Hautpilz, der Juckreiz auslöst.
- Der Vogel bekommt Menschennahrung.
- Der Vogel hat zu wenig Licht, zu wenig Sonne und zu wenig Farben in seinem Lebensraum, vielleicht lebt er sogar im Keller.
- Der Vogel fühlt sich psychisch unterfordert, ist frustriert und gelangweilt.
- Der Vogel wird durch den Vogelhalter dominiert.
- Der Vogel darf seine Agressionen nicht ausleben.
- Der Vogel wird durch Strafen gedemütigt.
- Der Vogelhalter überfordert den Vogel durch zuviel Liebe und Zuwendung. Der Vogel kann nicht ausweichen.
- Der Vogelhalter überfordert den Vogel durch zu lange und zu intensive Lernstunden; der Vogel kann nicht ausweichen.
- Der Vogel wird als Objekt betrachtet und spürt keine Zuneigung beim Halter.
- Der Vogelhalter verletzt den Stolz des Vogels, weil er während der Balz die Flügel beschneidet.
- Der Vogel lebt neben einem Fernseher und ist beim Fernsehen dabei. Sowohl der Elektrosmog eines Fernsehers als auch die flimmernde Bildauflösung, die das scharfe Vogelauge wahrnimmt, stören die Psyche ganz erheblich!
- Der Vogelhalter übt Druck auf den Vogel aus: Er erwartet Nachkommen oder Preise bei Ausstellungen.

Was Sie selbst tun können
- Beim geringsten Anzeichen von übertriebener Gefiederpflege sollten Sie sofort die Flugmöglichkeiten erweitern.
- Setzen Sie den Vogel je 30 Minuten unter **blaues, orangefarbenes** und **gelbes** Licht.
- Führen Sie eine **Bach-Blütenkur** mit 2 Mischungen durch:
  1. Mischung: 50 ml Mineralwasser, je 5 Tropfen **Larch** (Selbstwertgefühl), **Mustard** (Heiterkeit), **Holly** (Liebe).
  2. Mischung: 50 ml Mineralwasser, je 5 Tropfen **Gorse** (Hoffnung), **Sweet Chestnut** (Licht), **Clematis** (Realitätssinn) und **Impatience** (Geduld).

Geben sie abwechselnd jeden Tag einmal täglich 30 Tropfen der 1. Mischung, am nächsten Tag 30 Tropfen

Psychische Erkrankungen

der 2. Mischung ins Trinkwasser oder Obst und brauchen Sie die Mischungen auf.
– Kraulen Sie, wenn möglich, ausgiebig **alle Fuß- und Beinpunkte**.

Wichtig: Suchen Sie schon beim leisesten Verdacht auf Federrupfen einen Vogeltherapeuten auf, damit er feststellen kann, welche Energien blockiert sind und auf welcher organischen Ebene das selbstzerstörerische Werk ausgetragen wird!

Viele Beispiele in unserer Praxis haben erfreulicherweise gezeigt, daß das Federrupfen heilbar ist, vor allem, wenn der Vogelhalter tatkräftig an der Therapie mitarbeitet.

Es gibt kein Patentrezept, welches homöopathische Heilmittel bei Federrupfen einzusetzen ist. Aber eine individuelle homöopathische Behandlung ist oft erfolgreich, wenn die Konstitution des Vogels einbezogen wird und der Therapeut gemäß der klassischen Homöopathie handelt (Einzelmitteltherapie).

Federrupfen in der Partnerschaft
Organe: Niere, Milz und Dickdarm
⊕ Sympathie/Sexualität/Kreativität/ gegenseitige Fürsorge
⊖ Antipathie/Unsicherheit, mangelnde Anregung/Langeweile
Grundsätzlich gilt für diese Art der gegenseitigen Federzerstörung das gleiche wie bei einem Vogel, der sich selbst rupft. Allerdings kommt noch eine sehr wichtige Komponente hinzu, die leider wenig beachtet wird:
Die gegenseitige Gefiederpflege gehört bei kleinen und großen Papageienvögeln, aber auch zum Beispiel bei Sonnenvögeln oder Beos zum Repertoire des normalen Sozialverhaltens. Sie drückt einerseits im Komfortverhalten Zuneigung aus, dient aber andererseits auch der gegenseitigen energetischen Aufladung. Die Partner kraulen sich gegenseitig nach demselben Prinzips, das bereits in der Kraulschule besprochen wurde: die Energiepunkte werden gegenseitig mit dem Schnabel in vielen schnellen Tupfbewegungen stimuliert, es wird ein wenig am Federschaft gezupft und schließlich die Feder durch den Schnabel gezogen. Vögel spüren jedoch ganz genau, wenn der Partner irgendwo im Organismus zu wenig Energie hat. Dann werden diese Zonen oder Punkte lange und intensiv bearbeitet. Gerät ein Jungvogel in Lebensgefahr, bearbeiten die Elternvögel die Überlebenspunkte und die lymphatischen Zonen auf dem Bauch sowie auf dem Rücken, weil dort wichtige Verbindungen zu allen Organen liegen.

Bei erwachsenen Vögeln geschieht das gleiche. Nun kann es aber dazu kommen, daß ein Vogel, der das sehr hohe Energiedefizit seines Partners auszugleichen sucht, seinen Partner rupft, weil die normale Stimulation ihm zu schwach erscheint. Durch diese Situation gerät er schließlich selbst unter Streß, weil sich die »Batterie« des Partners nicht aufladen läßt; oft rupft er sich schließlich aus lauter Verzweiflung auch noch selbst die Federn aus.

Eine andere Ursache für die Verzweiflungstat, sich und den Partner zu rupfen, liegt in der Fixierung der Partnervögel aufeinander. Das ist selbst bei harmonierenden Paaren ein großes Problem, denn sie können keine Rivalitäten oder Kräftemessen mit an-

Krankheitsbilder und ihre Behandlung

deren Vögeln austragen und richten dann ihre überschüssige Energie auf den Partner. Vor allem bei Kakadupaaren während der Balz kommt es hierbei häufig zu schweren Verletzungen oder Todesfällen.

<u>Was Sie selbst tun können</u>
- Setzen Sie die Vögel abwechselnd unter blaues und orangefarbenes Licht: Das beruhigt den rupfenden und stärkt den geschwächten Vogel.
- Halten Sie ein einzelnes Paar, dann erwägen Sie die Bildung einer kleinen Vogelgesellschaft mit artfremden Vögeln, zum Beispiel Weichfressern, damit die Fixierung des Papageienpaares gemildert wird und ihr soziales Verhalten flexibler wird.
- Informieren Sie sofort einen Vogeltherapeuten, der prüft, was dem Partnervogel fehlt, der gerupft wird. Meist reicht schon eine Stimulierung des Immunsystems aus, um die Situation zu entspannen. Manchmal steht allerdings eine psychische Blockade dahinter, vor allem, wenn die beiden Vögel unterschiedlich alt sind oder aus unterschiedlichen Lebensverhältnissen stammen. Ein Beispiel: der eine Vogel ist eine Handaufzucht und ist an den Menschen gewöhnt, der andere entstammt einer Naturbrut.
- Denken Sie daran, daß der rupfende Vogel seinem Partner helfen wollte: Bestrafen Sie ihn nicht! Er hat sein Bestes gegeben, um dem Partner zu helfen. Loben Sie ihn für seine Fähigkeiten.
- Geben Sie beiden Vögeln folgende Bach-Blütenmischung:
   100 ml Mineralwasser, je 5 Tropfen **Cherry Plum** (Ausgeglichenheit), **Centaury** (Selbstbestimmung), **Wild Oat** (Selbstverwirklichung) und **Olive** (Lebenskraft).
- Kraulen Sie, wenn möglich, alle **Fuß- und Beinpunkte** bei beiden Vögeln.

Erste-Hilfe-Maßnahmen

Jeder Vogelhalter sollte Bescheid wissen, wie man bei Vögeln Erste Hilfe leistet. Dieses Wissen dient dazu, wertvolle Zeit zu nutzen, bis der Therapeut oder Tierarzt eingreifen kann, oder um Zeit zu überbrücken, wenn am Wochenende oder nachts kein Therapeut oder Tierarzt zur Verfügung steht.

Vergiftungen

Krankheitsbild
Durchfall (eventuell blutig), Gleichgewichtsstörungen, Krämpfe, Lähmungserscheinungen, Apathie, Kreislaufstörungen, Kollaps, Atemstörungen.

> **Wichtig**: Auch wenn Sie nicht wissen, welches giftige Material der Vogel aufgenommen hat, können Sie umgehend die unten genannten Mittel anwenden!

Was Sie selbst tun können
– Sofort die **Überlebenspunkte** mit dem Fingernagel massieren (siehe Zeichnung Seite 44).
– Lösen sie in wenig Wasser auf: Je 1 bis 2 Globuli **Okoubaka D3** (Nahrungsmittel-, Nikotin- oder Insekti-

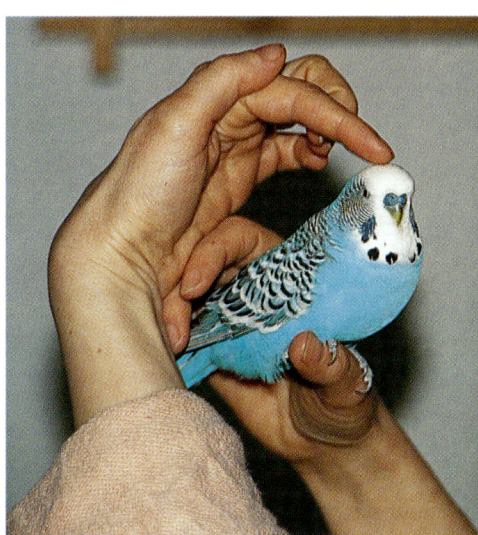

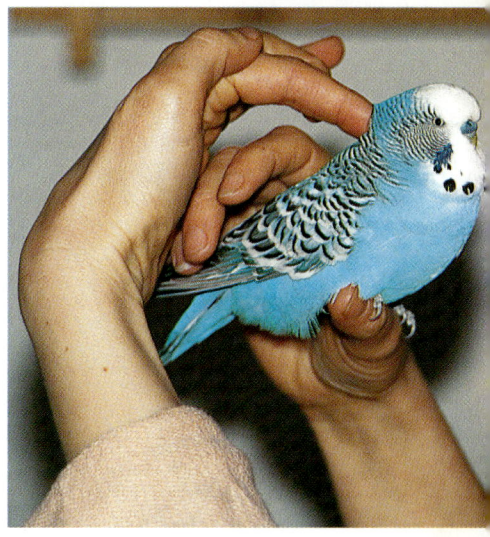

Oben: Der Kraulpunkt mitten auf dem Kopf hat eine starke Energie, die sich auch auf die Psyche positiv auswirkt.

Unten: Der Nieren-Herz-Reflexpunkt (R8) am Hinterkopf schafft Vertrauen, auch wenn der Vogel den Finger nicht sieht. Aber er spürt ihn!

Erste-Hilfe-Maßnahmen

zidvergiftung), **Nux vomica C200** (Arzneimittel-, Alkohol-, Nikotinvergiftung), **Carbo vegetabilis C200** (Kreislaufkollaps). **Silicea C200** geben Sie, wenn der Vogel einen Fremdkörper verschluckt hat. Flößen Sie diese Lösung jede Viertelstunde dem Vogel ein, bis der Arzt eintrifft.
- Wenn möglich, geben Sie dem Vogel **Kohle-Kompretten;** diese binden die Giftstoffe und erleichtern so die Ausscheidung.

Wichtig: Die Ausscheidung der Resttoxine sollte nach der Erstbehandlung durch eine individuelle homöopathische Therapie erfolgen, die von einem erfahrenen Vogeltherapeuten zusammengestellt werden muß.

Verbrennungen

Bei Vögeln, die in der Küche fliegen dürfen, können Verbrennungen entstehen, wenn sie auf der Herdplatte oder gar in der heißen Suppe landen. Auch bei der Handaufzucht kann es zu Verbrennungen der Kropfschleimhaut kommen, wenn die Temperatur des Aufzuchtfutters zu hoch ist; das kann besonders beim Erwärmen der Nahrung im Mikrowellenherd leicht passieren.

Krankheitsbild

Je nach Verbrennungsgrad ist die Haut unterschiedlich schwer geschädigt – das reicht von einer leichten Rötung bis zu Schwellungen, Blasenbildung und nässenden Hautverlusten. Bei schweren Kropfverbrennungen verweigert das Küken die Nahrung, würgt und wird zunehmend apathisch. Auf der Haut über dem Kropf erscheint der typische dunkle Brandfleck. Bricht die Haut an dieser Stelle durch, so tritt der Kropfinhalt nach außen.

Wichtig: bei großflächigen Verbrennungen, besonders bei Kropfverbrennung, sofort den Vogeltherapeuten oder Tierarzt benachrichtigen, denn es besteht Lebensgefahr!

Was Sie selbst tun können
- Vorbeugen ist besser als Heilen! Lassen Sie Ihren Vogel nicht in der Küche fliegen, wenn Sie kochen.
- Vermeiden sie in der Kükenaufzucht die Erwärmung der Nahrung in der Mikrowelle; nehmen Sie lieber das altbewährte Wasserbad mit Thermometer.
- Bei leichten Verbrennungen der Fußsohle geben Sie dem Vogel **2 Tropfen Traumeel** und **2 Globuli Cantharis D4** ins Trinkwasser. Diese Mischung dient auch der Förderung des Heilungsprozesses nach der Versorgung beim Tierarzt.
- Reiben Sie den verbrannten Fuß mit unverdünntem **Obstessig** ein; danach täglich mit Brand- und Wundgel **Wala** dünn bestreichen.
- Geben Sie **Echinacea Urtinktur**, 1 Teelöffel auf 250 ml Wasser, in das Badewasser.

Erfrierungen

Zu Erfrierungen der unbefiederten Haut kann es kommen, wenn Ihr Vogel längere Zeit strenger Kälte, verbunden mit Nässe, ausgesetzt ist. Das

Erfrierungen

geschieht, wenn der Vogel bei Frost in der Außenvoliere übernachtet oder ein entflogener exotischer Vogel an einem vereisten Maschendraht landet.

Krankheitsbild
Die betroffenen Körperstellen sind blaß, blaurot, kalt oder heiß und schmerzhaft. Es können sich Geschwüre und Blasen bilden, auch Wundbrand, bei dem sich die Haut schwarzblau verfärbt und abstirbt.

> **Wichtig**: Bei schweren Erfrierungen den Vogel sofort zum Therapeuten oder Tierarzt bringen!

Was Sie selbst tun können
- Lassen Sie tropische Vögel in kalten Nächten nicht in der Freivoliere.
- Bei Hauterfrierungen keine Wärme anwenden, sondern die betroffenen Stellen mit kaltem Wasser, dem ein paar Tropfen **Camphora Urtinktur** zugefügt wurden, kühlen.
- Ins Trinkwasser geben Sie 2 bis 3 Tropfen **Traumeel**, je 2 Globuli **Iso Gewebemittel 7** und **Iso Stoffwechselmittel 5**.

Literaturverzeichnis

Ackerlein, W.: Die Ernährung des Vogels. Verlag Eugen Ulmer, Stuttgart 1986.
Aichele, D.: Was blüht denn da? Franck'sche Verlagsbuchhandlung, Stuttgart 1979.
Delphy, K.-H.: Ziervogelernährung. Albrecht Philler Verlag, 1980.
Gachnian, R. und Assenow, I.: Heilpflanzen in der Veterinärmedizin. WBV Biologisch-Medizinsiche Verlagsgesellschaft, o. J.
Heiß, E.: Wildgemüse und Wildfrüchte. Lebenskunde Verlag, Düsseldorf 1980.
Hoffmann, D. Das Findhorn-Kräuter-Heilbuch. Heyne Verlag, München 1992.
Hohenberger, E. Heilkräuter für gesunde Heimtiere. Naturbuch-Verlag, Augsburg 1995.
Sabel, K.: Naturgemäße Finkenzucht, Sämereien und Wildfutterpflanzen für europäische und außereuropäische Körnerfresser. Joko Verlag, 1983.
Schnabl, Hermann: Wild- und Kulturpflanzen, Futtermischungen und animalische Futterstoffe zur Vogelernährung. Ornibook Verlag, 1984.
Sonnenschmidt, R./ Wagner, M.: Neues Heilen-Vögel. Verlag Eugen Ulmer, Stuttgart 1996.
Uyldert, M.: Verborgene Kräfte der Pflanzen. Heinrich Hugendubel Verlag, München 1984.
Watzl, B./Leitzmann, C.: Bioaktive Substanzen in Lebensmitteln. Hippokrates Verlag, Stuttgart 1995.
Weber, A./W. Treben: Vögel: Homöopathie und Kräuteranwendung. Ennstaler Verlag, Steyr (o. J.).
Wolf, P./J. Kamphues: Zur Ernährung von Papageien. Jahrbuch für Papageienkunde 1: 143–162, Nov. 1995.
Wolf, P./Kamphues, J.: Konsequenzen aus dem arttypischen Futteraufnahmeverhalten verschiedener Ziervögel. Institut für Tierernährung der Tierärztlichen Hochschule Hannover.

Bildquellen

Baier, Elfriede: S. 13, 14, 114.
Briemle, Gottfried: S. 70.
Gräbe, Michael: S. 18, 24, 43, 45, 47, 50, 52, 55, 56, 64, 65, 66, 67, 68, 71, 72, 73, 74, 85, 88, 92, 99, 102, 104, 108, 111, 112, 119.
Guschlbauer, Michael: S.45, 47.
Hartmann, Bernd: S. 27, 49, 51, 53, 57, 95, 101.
Knauss, Harald: S. 4, 43, 47, 83
Kothe, Dieter: S. 69
Kuhn, Regina: S. 1, 2, 20, 30, 35, 59, 60, 115.
Reinhard, Hans: Umschlagfoto vorn.
Sonnenschmidt, Rosina: S. 23, 25, 40, 41, 49, 102.
Wagner, Marion: Umschlagfoto hinten, S. 45, 103, 109.

Bezugsquellen und wichtige Adressen

Alle in diesem Buch genannten Arzneimittel gibt es in Apotheken; Kräutermischungen sind auch in Bioläden und Kräuterhäusern erhältlich.
In diesem Buch sind die Namen von Medikamenten, die zugleich eingetragene Warenzeichen sind, als solche nicht besonders kenntlich gemacht. Es kann also aus der Bezeichnung der Ware mit dem für diese eingetragenen Warenzeichen nicht geschlossen werden, daß die Bezeichnung ein freier Warenname ist.

Dr. Rosina Sonnenschmidt ist international anerkannte Expertin für Naturheilmethoden in der Vogelheilkunde.
Marion Wagner leitet die erste Praxis für ganzheitliche Vogelheilkunde in Deutschland.

Praxis für Holistische Vogelheilkunde
Marion Wagner
Am Stein 33
77866 Rheinau
Tel. und Fax: 07227–3057

Ausbildung in Tier-Kinesiologie an der Aesculus-Schule
Vaihinger Str. 76
75428 Illingen
Tel.: 07042-820072

Tier-Kinesiologie (Federntest für Konstitution, Partnerschaft und im Krankheitsfall)
Dr. Rosina Sonnenschmidt
16, rue du Talmattrain
F-67280 Oberhaslach (Elsaß)
Tel.: 0033–388–509963
Fax: 0033–388–487567

Register

Acker-Schachtelhalm 68
Acker-Stiefmütterchen 71
Aggression 109
Anti-Angst-Punkt 56
Atemwege 77
Atemwegserkrankungen 82
Augentrost 85

Bärlauch 66
Bewegungsapparat, Erkrankungen 103
Bindehautentzündung 84
Blaulicht 26, 90, 118
Blutung 92
Blutwurz 73
Brennessel 65

Darmentzündung 95
Darmparasiten 96
Dauergeschrei 106
Depression 107
Drachenpapier 60
Durchblutung 48, 54
Durchfall 55, 76, 95
Durchfallerkrankungen 95

Einzelvogel 21
Ekzem 88
Ekzeme 88
Emotionen 105
Entspannung 112
Erfrierung 120
Ernährung, falsche 100, 101
Erste-Hilfe-Maßnahmen 119

Farben 24, 108
Farbtherapie 59
Federbalgzysten 91
Federrupfen 112
Fettsucht 100

Fruchtbarkeit 77
Frühjahrskur 75
Fußsohlengeschwür 104
Futterempfehlungen 29

Gänseblümchen 66
Gefiederpflege 113, 117
Geschrei 110
Gesundheitsvorsorge 52
Gicht 101
Grauer Star 86
Gundelrebe 73

Handaufzucht 99
Harn- und Geschlechtsorgane, Erkrankungen 97
Haut- und Federkrankheiten 87
Haut-Stoffwechsel-Tee 76
Hautentzündungen 88
Hautverletzungen 87
Heilkräuter 62
Hirtentäschel 70
Holunder 74, 93
Homöopathie 78
Hungergefühl 46

Immunstärkung 79
Innersekretorische Drüsen, Erkrankungen 102

Katarakt 86
Knochenbruch 103
Konstitutionstypen 36
Krallenhorn 92
Kraulschule 40
Kräuter 63
Kropfanschoppung 94
Kropfentzündung 76, 93
Kropfverstopfung 94

Register

Lebensenergie 41, 50
Leber 57
Legenot 97
Licht 59
Licht, pinkfarbenes 100
Lichtbedürfnis 22
Linsentrübung 86
Löwenzahn 65
Lungenkraut 67

Magenwächter 48
Mauser-Tee 76
Mauserstörungen 90

Nahrung 31, 32, 33
Nasennebenhöhlenentzündung 84
Nerven 40
Nieren-Tee 77
Nierenerkrankungen 98

Pilze 93, 95
Positives Denken 14
Psyche 108, 116
Psychische Erkrankungen 105

Ringelblume 64

Schafgarbe 68
Schilddrüsenvergrößerung 102
Schnabel, Wachstumsstörungen 92
Schnabelhorn 92
Schnupfen 82
Schnupfenpunkte 84

Sexualität 46, 117
Spitzwegerich 72
Stoffwechsel 42
Stoffwechselstörungen 100
Streßfaktoren 14

Teemischungen 75
Tinktur 63

Unzufriedenheit 110

Verbrennung 120
Verdauungssystem, Erkrankungen 93
Vergiftung 119
Verstopfung 96
Vogel-Knöterich 69
Vogel-Miere 69, 67
Vogelkauf 6, 17, 18, 19
Vogelkörper 16
Vogeltyp, Einzelgänger- 38
Vogeltyp, feinfühliger 37
Vogeltyp, gutmütiger 36
Vogeltyp, introvertierter 37
Vogeltyp, lebhafter 36
Vogeltyp, phlegmatischer 37
Vogeltyp, scheuer 36
Vogeltyp, selbstbewußter 37
Vogeltyp, zarter 37

Willens-Vogeltyp 38

Zigarettenrauch 85

Danksagung

Unser Dank gilt den Vogeleltern Bernd Hartmann mit seiner Blaustirnamazone Cora, Dr. Michael Guschlbauer mit seinem Gelbbrustara Picasso und Hellrotem Ara Mona Lisa, und Elfriede Baier für die Bereitstellung ihrer Fotos, die das Buch bereichert haben.

Die Deutsche Bibliothek – CIP-Einheitsaufnahme

Sonnenschmidt, Rosina:
Kraulschule für zahme Vögel : Akupressur und andere Heilmethoden ; 30 Tabellen / Rosina Sonnenschmidt ; Marion Wagner. – Stuttgart (Hohenheim) : Ulmer, 1997
  (Ulmer-Taschenbuch : 72)
  ISBN 3-8001-6872-3

Das Werk einschließlich aller seiner Teile ist urheberrechtlich geschützt. Jede Verwertung außerhalb der engen Grenzen des Urheberrechtsgesetzes ist ohne Zustimmung des Verlages unzuläßig und strafbar. Das gilt insbesondere für Vervielfältigungen, Übersetzungen, Mikroverfilmungen und die Einspeicherung und Verarbeitung in elektronischen Systemen.

© 1997 Eugen Ulmer GmbH & Co.
Wollgrasweg 41, 70599 Stuttgart (Hohenheim)
Printed in Germany
Lektorat: Dr. Nadja Kneissler
Herstellung: Thomas Eisele
Satz: Typomedia Satztechnik GmbH, Scharnhausen
Druck und Bindung: Georg Appl, Wemding